AF197843

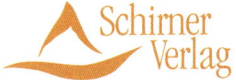

Karin Opitz-Kreher

Goldene
MILCH

Der
ayurvedische
Zaubertrank für
**Energie und
Gesundheit**

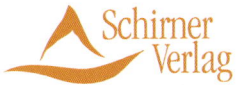

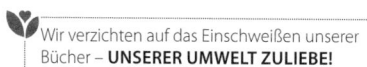

Wir verzichten auf das Einschweißen unserer Bücher – **UNSERER UMWELT ZULIEBE!**

ISBN Printausgabe 978-3-8434-5181-9
ISBN E-Book 978-3-8434-6430-7

Karin Opitz-Kreher:
Goldene Milch
Der ayurvedische
Zaubertrank für Energie
und Gesundheit
© 2019 Schirner Verlag,
Darmstadt

Umschlag: Simone Fleck &
Simone Leikauf, Schirner,
unter Verwendung von Bildern von
www.shutterstock.com (siehe Bildnachweis)
Layout: Elena Lebsack, Schirner
Lektorat: Bastian Rittinghaus, Schirner
Printed by: Ren Medien GmbH, Germany

www.schirner.com

3. Auflage Juli 2021

Inhalt

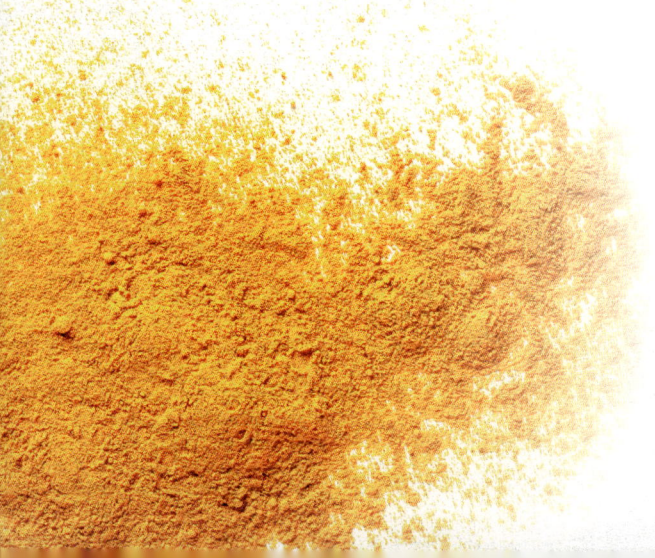

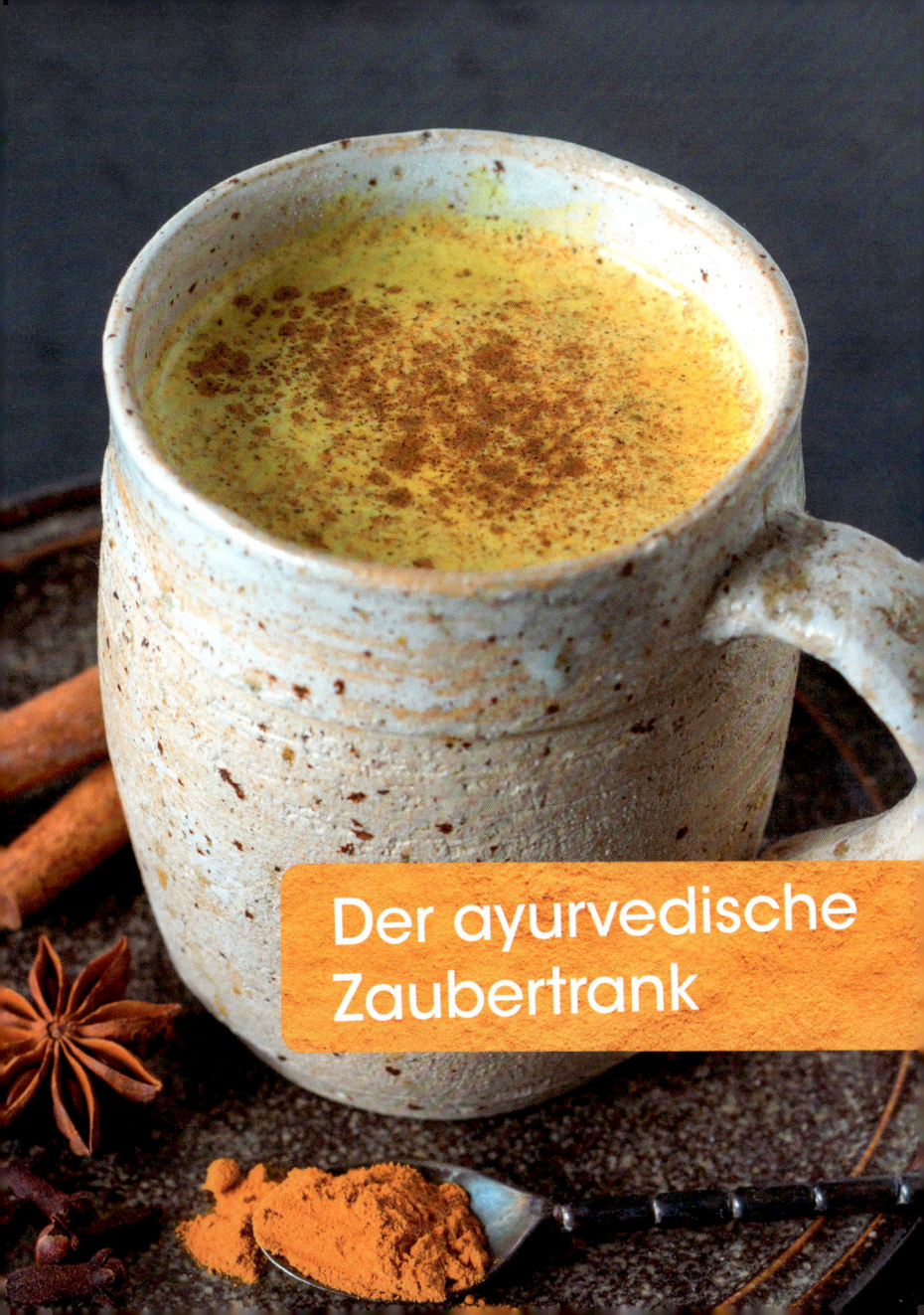

Der ayurvedische Zaubertrank

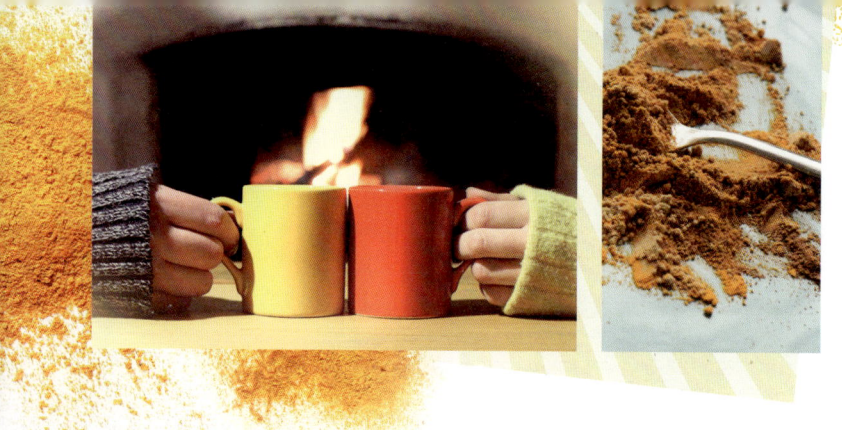

Meinem Mann und mir ist es seit einigen Jahren eine liebe Gewohnheit geworden, regelmäßig eine »Goldene Milch« zu trinken. Samtig und ein bisschen feurig schmeckt sie. Besonders, wenn draußen dicke Schneeflocken herabschweben, kann man es sich damit vor dem Kamin richtig gemütlich machen.

Von Fertigmischungen bis hin zu frisch zubereiteten und mit ätherischen Ölen verfeinerten Varianten haben wir einiges ausprobiert.

In den vergangenen Jahren hat die Wissenschaft nach und nach bestätigt, dass unser kleines Ritual in vielerlei Hinsicht das Wohlbefinden fördert. Kurkuma ist eine beachtliche Heilpflanze. Was ist dran an der »Wunderknolle«? Woher kommt das Gewürz, und wie kann es eingesetzt werden? Gehen wir gemeinsam auf Entdeckungsreise!

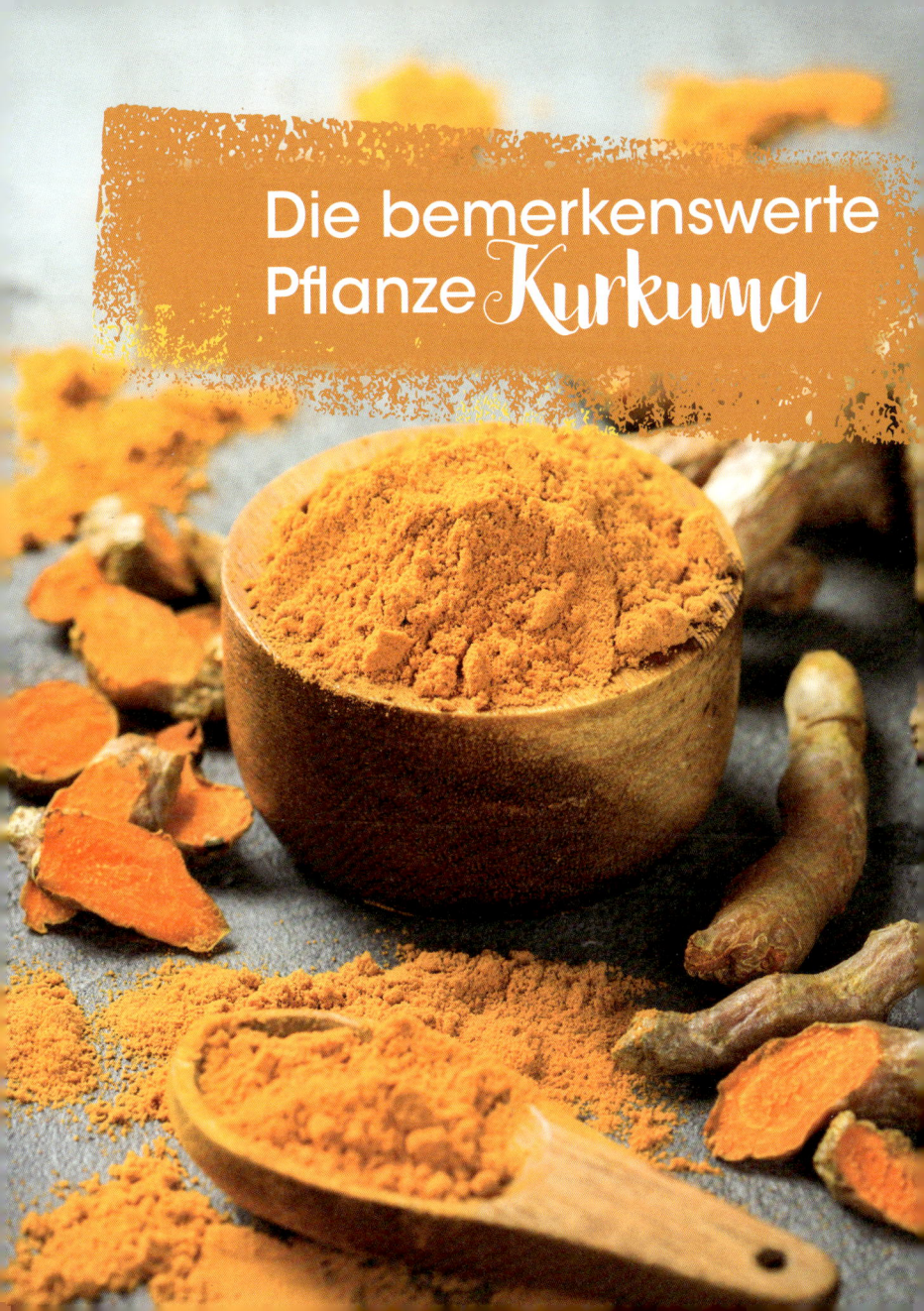

Die bemerkenswerte Pflanze Kurkuma

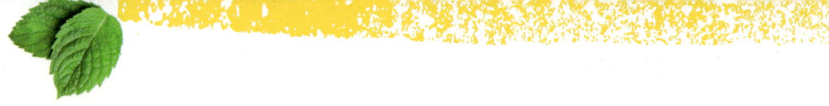

Es gibt zwei Arten von Kurkuma, die zur botanischen Familie der Ingwergewächse (Zingiberaceae) gehören:

- **Curcuma longa:** Indischer Gelbwurz
- **Curcuma xanthorrhiza:** Javanesischer Gelbwurz

Es wird vermutet, dass Kurkuma bereits seit 12 Millionen Jahren auf unserem Planeten wächst. Die tropische Pflanze gedeiht im asiatischen Raum, am besten im Regenwald, wo sie im Schatten anderer Pflanzen konstante Feuchtigkeit und Wärme vorfindet. Sie bildet schildartige Blätter aus, die einem Bananen- oder Schilfblatt ähneln. Besonders auffallend ist der farbige Blütenstand, der weiß, orange oder rosa sein kann. Die Pflanze erreicht eine Wuchshöhe von 40 cm bis 1 m.

Was die Pflanze jedoch so besonders macht, ist unter der Erde zu finden. Sie bildet ein Rhizom aus, wie wir es auch vom Ingwer kennen. Das ist ein Wurzelgeflecht, das aus einem Hauptwurzelstock besteht, der Ausläufer und Erdsprossen bildet. In den verdickten Knollen werden die Nährstoffe für die Pflanze gespeichert. Bildet sich ein neuer Spross, hat er so alles, was er für seinen Start benötigt. Diese hochkonzentrierten Nährstoffe sind es, deretwegen die Menschen im asiatischen Raum Kurkuma bereits seit 10 000 Jahren schätzen. Früher konnte man die Inhaltsstoffe natürlich noch nicht benennen, doch merkten die Menschen, wie günstig der Einfluss auf ihr Wohlbefinden war. Daher wurde die Pflanze als heilig angesehen.

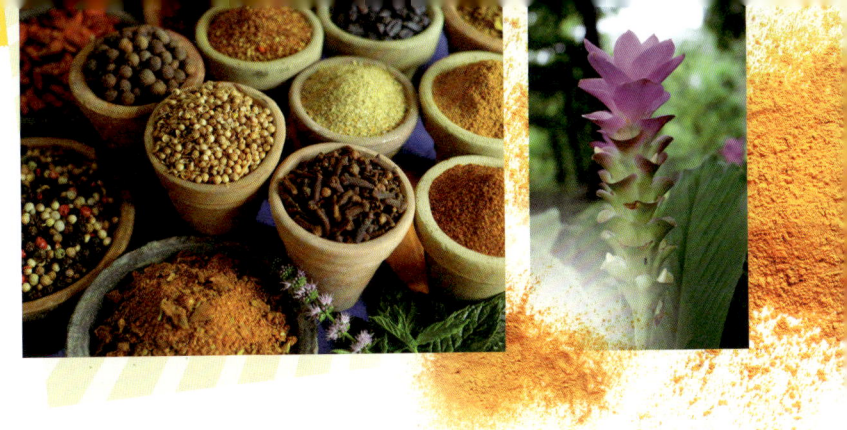

Geerntet wird die Kurkumaknolle, wenn die Blätter über der Erde verwelken. Dann wird der Wurzelstock ausgegraben, und die langen, ästähnlichen Verzweigungen und Knollen werden abgenommen. Anschließend wäscht man sie in heißem Wasser. Dadurch entsteht die typische gelbe Färbung, denn das Curcumin, der gelbe Farbstoff aus den Sekretzellen, löst sich und verteilt sich in der ganzen Knolle. Kurkuma kann entweder frisch oder getrocknet und gemahlen verwendet werden.

In Indonesien wird gern ein Kurkuma-Tee anstelle von Kaffee genossen. In Thailand und anderen asiatischen Ländern wird Kurkuma frisch in Gerichten verwendet, vor allem in Indien wird vorwiegend mit dem Pulver gekocht. In der bekannten indischen Gewürzmischung »Curry« ist Kurkuma ein wesentlicher Bestandteil. Indien ist auch der größte Produzent von Kurkuma, und ca. 80 % der Welternte werden dort verbraucht. In den alten Gesundheitslehren des indischen Ayurveda und der Traditionellen Chinesischen Medizin nimmt Kurkuma einen wichtigen Platz ein, denn es macht die Speisen für die Verdauungsorgane bekömmlicher. Besonders die

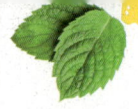

Leber und die Galle profitieren von den Inhaltsstoffen und werden in ihrer Aufgabe der Fettverdauung gefördert. Daher gehört Kurkuma in Indien einfach in jedes Essen. Somit ist es nicht verwunderlich, dass in den asiatischen Ländern weniger Menschen an Leber- und Galleproblemen leiden als hierzulande.

In der westlichen Welt wird seit ca. 50 Jahren über Kurkuma geforscht. Nach und nach wird so das alte Wissen über Kurkuma bestätigt und erklärbar. Denn kennt man die Inhaltsstoffe, kann man auf die Wirkung schließen.

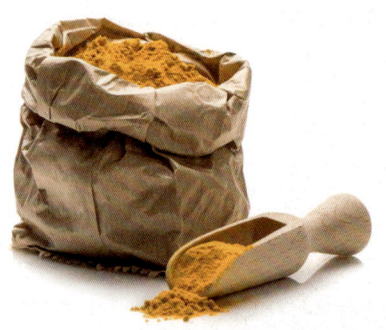

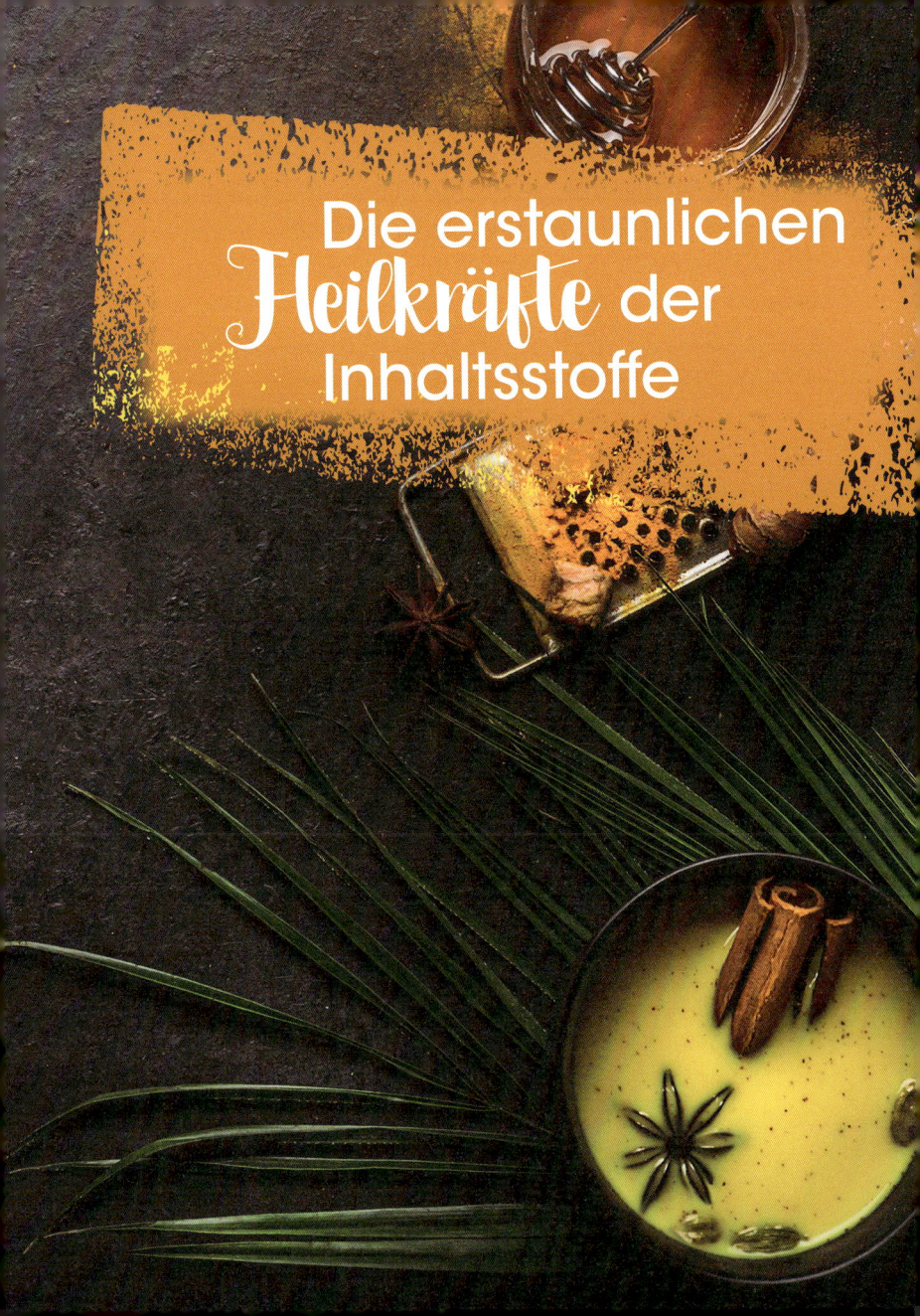

Die erstaunlichen Heilkräfte der Inhaltsstoffe

Kurkuma besteht zu bis zu 60 % aus Curcumin, das ihm auch die intensiv gelbe Farbe gibt. Daher wird es in der Lebensmittelindustrie gern als Farbstoff vewendet. Neben Curcumin enthält Kurkuma die weiteren Curcuminoide Cyclocurcumin, Bisdemethoxycurcumin und Demethoxycurcumin. Alle vier zusammen werden umgangssprachlich als Curcumin bezeichnet. Das Zusammenspiel dieser Inhaltsstoffe unterstützt den Körper.

Dieses **Curcumin** ist so wertvoll, dass wir es genauer betrachten wollen. Es wirkt sich auf vielfältige Weise günstig auf den Anwender aus:
- Es lindert entzündliche Prozesse im Körper.
- Es reduziert Schmerzbelastungen.
- In Studien zeigt es eine krebshemmende Wirkung.
- Es unterstützt die Entgiftung bei Schwermetallbelastungen.
- Es stärkt das Knochensystem.
- Es erhält die gesunden Gehirnfunktionen und beugt so Alzheimer vor.
- Es fördert die Bauchspeicheldrüsenfunktion.

Unser moderner Lebensstil ist oft eher eine Verkettung ungünstiger Umstände, die beispielsweise entzündliche Prozesse fördern. Viele haben, ohne es zu wissen, »silent inflamations« oder niederschwellige chronische Entzündungen im Körper. Und Entzündungen sind der Auslöser jeden Krankheitsgeschehens! Bestehen die stillen Entzündungen nun lange unbemerkt fort, schwächen sie schließlich das Immunsystem, und das Einfallstor für weitere Erkrankungen steht sozusagen weit offen.

Stress im Alltag, ungünstige Ernährungsgewohnheiten, Toxinbelastungen, ein aus der Balance geratenes Verdauungssystem und emotionale Herausforderungen … diese Kombination führt früher oder später zu schweren Symptomen.

Unsere Zellen sind durch den »zivilisierten« Lebensstil massiven Angriffen ausgesetzt und altern dadurch schneller – sie oxidieren. Daher ist es grundsätzlich sinnvoll, unseren Lebensstil zu überdenken und für mehr Balance zu sorgen, indem wir:

- neben der Arbeit und den Anforderungen in der Familie Zeit für einen Ausgleichssport frei halten,
- so frisch, regional und ökologisch wie möglich kochen und vor allem auf Convenience-Produkte verzichten,
- Gifte im Alltag, z.B. im Haushalt, vermeiden.[*]

Allein, in diesen Bereichen bewusster zu agieren, reduziert den Zellstress schon enorm. Uns vollkommen von Gesundheitsbelastungen zu befreien, ist nicht möglich. Aber wir können zumindest im Bereich der Ernährung relativ einfach darauf achten, Lebensmittel auszuwählen, die uns helfen, Dysbalancen auszugleichen.
Unser Körper reagiert besonders gut auf pflanzliche Inhaltsstoffe. Kurkuma ist eine der Gewürzpflanzen, die wir viel öfter in den Speiseplan integrieren sollten. Wenn Menschen bewusster werden und merken, wie bereits kleine Veränderungen ihnen mehr Energie schenken, dann suchen sie oft ganz automatisch nach werthaltigeren Lebensmitteln und entwickeln Lust, einmal andere Zutaten auszuprobieren. Je energetischer unsere Nahrung ist, desto weniger

---

[*] Mehr zu diesem Thema finden Sie in meinem Buch »Radikal ganzheitlich entgiften«, Schirner 2018.

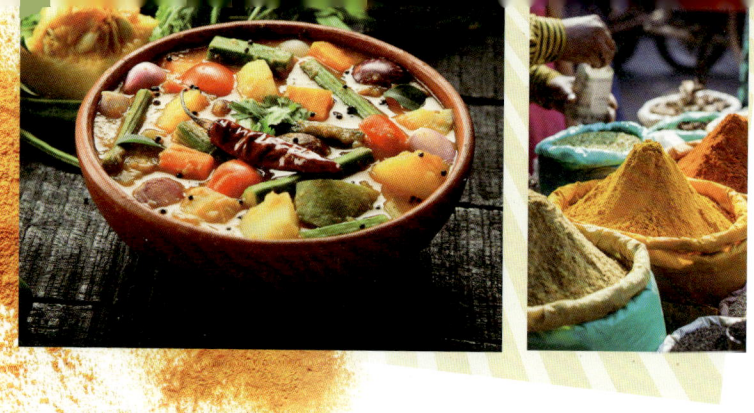

brauchen wir davon. Nur von minderwertigen, Energie raubenden Lebensmitteln meinen wir, große Portionen essen zu müssen, weil zwar ein Völle-, aber kein Sättigungsgefühl eintritt. Kurkuma bringt Ordnung in den Körper. Wenn wir es geschickt mit anderen Gewürzen, Gemüse und sonstigen Pflanzen kombinieren, wird unser Essen ein regelrechtes Energiefeuerwerk für unsere Zellen.

Unsere Gesundheit geht über den Teller – Krankheiten auch. Alles, was wir täglich tun, macht etwas mit uns. Wir haben dabei immer die Wahl zwischen Dingen, die uns aufbauen, oder Dingen, die abbauende Prozesse fördern.

Kurkuma enthält aber nicht nur Curcumin. Das Zusammenspiel der Inhaltsstoffe macht die besondere Wirkung der Wurzel aus. Woher also kommt die Wunderwirkung? Kurkuma ist reich an verschiedenen B-Vitaminen, Vitamin K, A und E, Folsäure und außerdem an Carotiden und Carotinoiden, durch die die intensive Farbe kommt. Aktuell sind knapp 100 Wirkstoffe entschlüsselt.

Betrachten wir einige der Inhaltsstoffe näher:

- Vitamin C ist ein wasserlösliches Vitamin, das wichtig für ein gut arbeitendes Immunsystem ist. Es schützt die Zellen vor zu schneller Alterung durch oxidativen Stress, den die Umwelteinflüsse in unserem modernen Leben auslösen.
- B-Vitamine stärken im Allgemeinen die Nerven. Sie werden auch im Darm selbst durch Bakterien hergestellt. Da aber viele durch die Umweltbedingungen oder eine unausgewogene Ernährung an einer schlechten Darmflora leiden, ist ein Vitamin-B-Mangel weit verbreitet.
- Vitamin B1 oder Thiamin ist ein wasserlösliches Vitamin und steuert die Nervenerregbarkeit und die Reizübertragung. Außerdem ist es wichtig für die Verarbeitung von Kohlenhydraten.
- Vitamin B2 oder Riboflavin ist ebenfalls ein wasserlösliches Vitamin, das maßgeblich an der Schilddrüsenhormonbildung beteiligt und daher enorm wichtig für den Stoffwechsel und den Grundumsatz des Körpers ist.
- Eisen gehört zu den Spurenelementen und ist wichtig für die Blutbildung. Es transportiert den Sauerstoff in die Zellen und aktiviert einige Enzymreaktionen im Körper, die an Stoffwechselprozessen beteiligt sind.
- Kalium ist für die gesunden Herzfunktionen und auch für einen ausgeglichenen Blutdruck erforderlich.
- Calcium ist ein Baustein für gesunde Knochen, Zähne, Muskeln und Nerven. Calciumionen sind an verschiedenen Stoffwechselprozessen beteiligt.
- Zink ist an vielen Enzym- und Stoffwechselprozessen beteiligt und unterstützt das Immunsystem.

- **Magnesium** ist für alle wichtigen Zellfunktionen vonnöten und hat Einfluss auf die DNA. Es wirkt auf die Muskeln, das Nervensystem, die Knochen und die Zähne. Außerdem unterstützt das Spurenelement unsere Vitalität, verringert also Müdigkeit und Erschöpfung.
- **Schwefel** wirkt wie ein Jungbrunnen und erneuert die Zellen, unterstützt bei entzündlichen Vorgängen im Körper und ist förderlich für den Bewegungsapparat.
- Kurkuma hat einen **ORAC-Wert** von ca. 160 000. Dieser Wert, die »Oxygen Radical Absorption Capacity«, besagt, wie antioxidativ etwas wirkt. Kurkuma fängt also besonders viele freie Radikale ein. Zum Vergleich: Heidelbeeren, die auch als Super Food gelten, liegen bei einem ORAC-Wert von 6 300 (getrocknet, frisch 2 400), Aroniabeeren bei 22 000 (getrocknet, frisch bei 6 800), Gojibeeren bei 40 000 – um nur einige Beispiele zu nennen.
- Sowohl die frische Knolle als auch das Pulver sind eine gute Quelle von **Ballaststoffen,** die in der Kombination mit den ätherischen Ölen und dem Curcumin der Verdauung zugutekommen.
- Kurkuma enthält **Eiweiß** (Protein), das als Baustein im Körper verwendet wird und auch im Immunsystem wirkt.
- Das **Harz** oder Resin der Pflanze unterstützt bei entzündlichen Prozessen.
- **COX-2-Hemmer** sind Wirkstoffe, die im Körper wie ein Schmerzmittel agieren.

Ich sage gern: »Es kommt nicht auf die einzelne Geige an, sondern auf das gesamte Orchester.« Das gilt auch für Kurkuma. Es ist mehr als die Summe seiner Teile, weil die einzelnen Inhaltsstoffe sich gegenseitig ergänzen und so viel mehr Gutes bewirken können, als wenn Sie die einzelnen Stoffe isoliert zu sich nehmen.

Jüngste Studien zu Kurkuma befassen sich auch u.a. mit den Themen:

- Krebsprävention
- Senkung des Cholesterinspiegels
- Verbesserung kognitiver Leistungsfähigkeit bei Alzheimer-Patienten
- Regulierung des Magen-Darm-Trakts
- Unterstützung bei der Gewichtsreduktion
- Linderung entzündlicher Prozesse wie Arthritis, Rheuma und Diabetes

Im Kurkuma sind zudem ca. 5 % ätherische Öle enthalten. Da ich mich mit diesen in den letzten Jahren intensiv auseinandergesetzt habe, ist es für mich spannend, diese Wirkstoffe näher zu betrachten. Die ätherischen Öle, die im Kurkuma enthalten sind, sind die Monoterpene Cymen, 1,8-Cinelol, Phellandren, Sabinen sowie Borneol und das Sesquiterpen Turmeron.

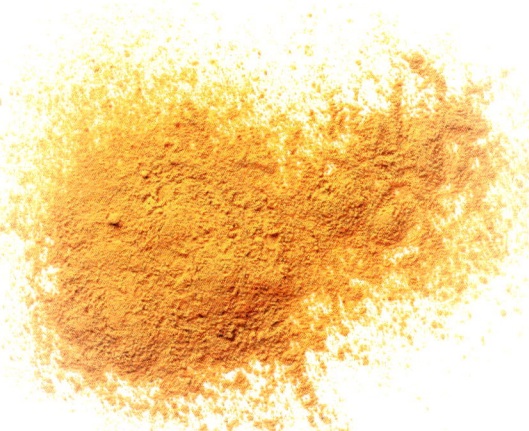

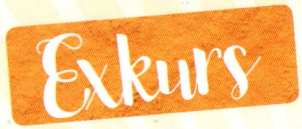

Exkurs

ÄTHERISCHE ÖLE

Ätherische Öle sind flüchtige Verbindungen, die in den Pflanzen zur Erfüllung vielfältiger Aufgaben gebildet werden. Mit ihrer Hilfe schützt sich die Pflanze vor Bakterien, Viren, Pilzen und Fressfeinden oder lockt Insekten für die Bestäubung an.

In den Blüten, Blättern, Samen, Schalen, Wurzeln, Harzen, Rinden oder Hölzern werden die ätherischen Öle gespeichert, die von kleinen Öldrüsen produziert werden. Beim Kurkuma sind die ätherischen Öle in den Wurzeln zu finden. Ihre Kraft entwickeln ätherische Öle erst im Zusammenwirken der verschiedenen Komponenten. Ein einzelner isolierter Wirkstoff kann nie so effektiv sein wie das vollständige natürliche Öl.

Für uns sind ätherische Öle interessant, weil sie die Zellmembran durchdringen können. In ihrem Aufbau ähneln sie den menschlichen Zellen und können uns daher so gut unterstützen.

Die ätherischen Öle sind immer nach einem festen Schema aufgebaut: Die Basis bildet ein Isopren, ein flüssiger, ungesättigter Kohlenwasserstoff. Verbinden sich zwei Isoprene, so entsteht ein Monoterpen. Hängt sich noch eine weitere Verbindung daran, entsteht ein Sesquiterpen. Ein Triterpen besteht aus drei Terpenverbindungen.

- Monoterpene haben die Fähigkeit, Zellen zu reparieren und an die ursprüngliche DNA zu erinnern. Man könnte es so ausdrücken, dass sie einen Reboot der Zelle vornehmen, um das richtige Programm wieder laufen zu lassen.
- Sesquiterpene helfen, schädigende Zellen zu stoppen. Durch unseren modernen Lebensstil entarten Zellen ab und zu. Es existieren ca. 10000 verschiedene Sesquiterpene.

Grundsätzlich kann man also sagen, dass Kurkuma immunsystemstärkende Eigenschaften hat und ein Fänger von freien Radikalen ist.

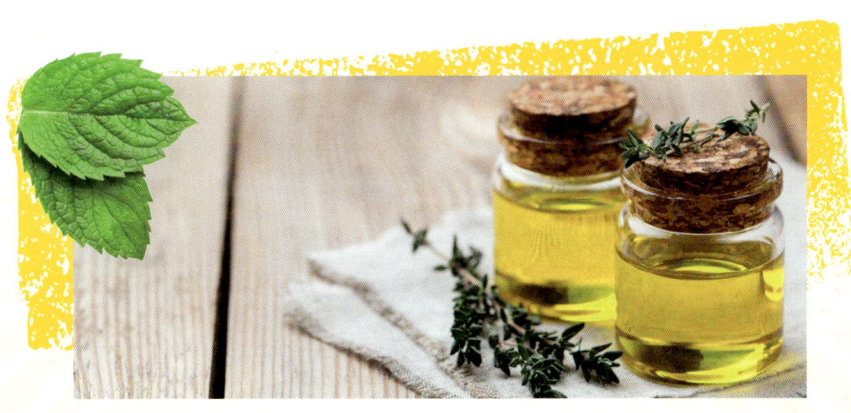

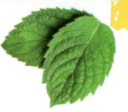

Angesichts unserer Lebensumstände mit den vielfältigsten Stresso-ren auf stofflicher und nichtstofflicher Ebene halte ich es für erfor-derlich, dass jeder seine Nahrung so bewusst wie möglich aussucht, um Schäden oder Mängel auszugleichen. Umweltgifte, Elektrosmog und Stress hinterlassen ihre Spuren in unserer Energiebilanz. Die Frage lautet immer: Gibt uns das, was wir essen und trinken, Energie, oder kostet es uns zusätzlich Kraft bei der Verstoffwechslung?

Mein Motto in der Küche lautet: »Iss jeden Tag einen Regenbogen.« Daher gefällt mir die Farbintensität von Kurkuma, mit der wir wun-derbar das gelbe Spektrum ausfüllen können.

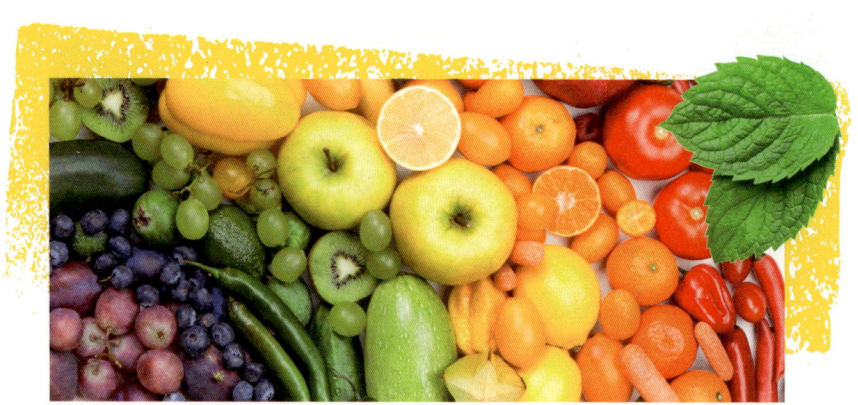

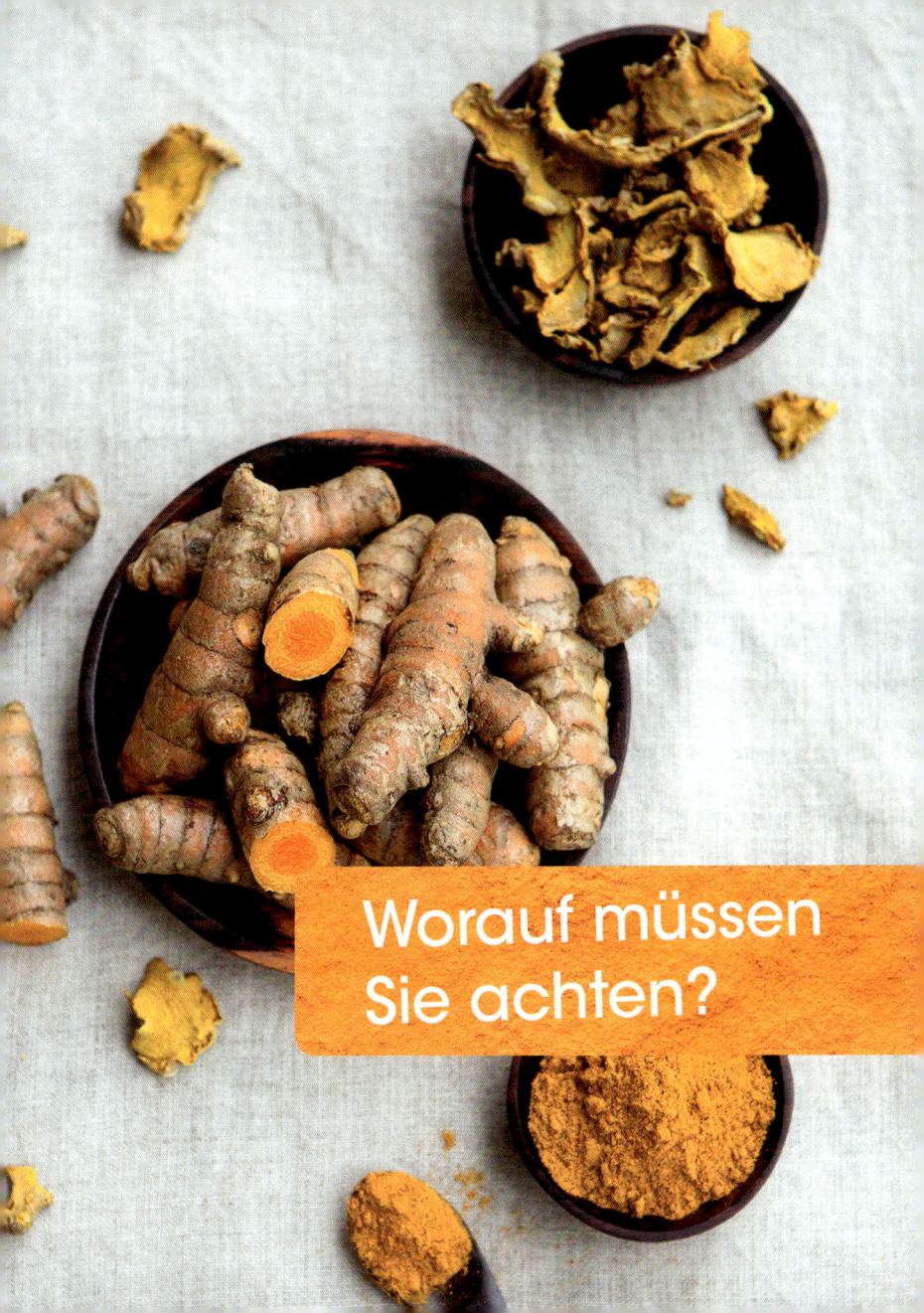

Worauf müssen Sie achten?

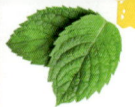

Wann immer ein Rohstoff mehr öffentliche Beachtung findet, springen auch viele Hersteller auf den Zug auf und wollen sich ihr Stück vom Kuchen sichern. Das ist bei meinem Kernthema ätherische Öle nicht anders. Wir müssen uns vergegenwärtigen, dass Kurkuma in antiken Zeiten wie Gold gehandelt wurde. Qualität hat auch heute noch ihren Preis. Achten Sie darauf, dass Sie reines Kurkuma bekommen und das Pulver nicht gestreckt ist. Eine achtsame Verarbeitung und die Überwachung von Inhaltsstoffen kosten Geld im Herstellungsprozess und drücken sich natürlich im Preis aus.

Eine Kontrolle des getrockneten Pulvers ist wichtig und notwendig, da es oft aus Ländern kommt, in denen hohe Schwermetallbelastungen in den Böden vorliegen oder Pestizide im Anbau verwendet werden.

Im Trocknungsprozess kann es zur Bildung von Pilzen und Keimen kommen. Durch das Ausdunsten des Wassers steigt auch die Schadstoffkonzentration im Vergleich zur frischen Wurzel. Achten Sie deshalb darauf, dass das Pulver verlässlich geprüft wurde.

Außerdem sollten Sie darauf achten,

- dass es sich um Kurkuma ohne gentechnische Veränderung handelt,
- aus welchem Herkunftsland es kommt (leider ist Kurkuma aus China oft mit Pestiziden belastet, aus Indien nicht),
- dass keine Füllstoffe verwendet wurden,
- dass der Curcumingehalt ausgewiesen wird,
- dass Laboruntersuchungen veröffentlicht sind.

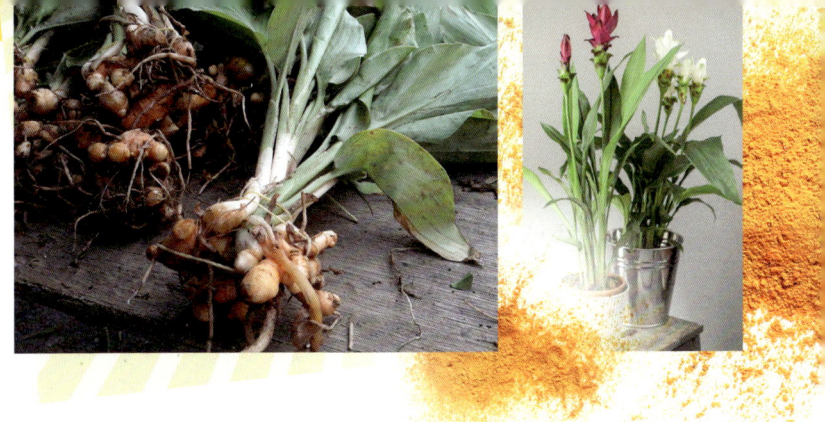

Damit Sie auf der sicheren Seite sind, achten Sie darauf, dass der Hersteller, von dem Sie kaufen, eine Verkaufsfähigkeitsbescheinigung hat. Dann ist das Produkt im Sinne der Nahrungsergänzungsmittelverordnung § 5 zugelassen und schädigt nicht die Gesundheit.

Kurkuma selbst anbauen

Eine Kehrseite beim Kurkuma ist, dass die frischen Wurzeln oft einen weiten Weg hinter sich haben, bis sie bei uns im Laden liegen. Wenn Sie ein sonniges Gärtchen oder ein freies Plätzchen auf der Fensterbank haben, können Sie auch selbst einmal den Anbau von Kurkuma ausprobieren! Das ist klimafreundlicher und macht Freude. Nebenbei sind Kurkumablüten ein echter Hingucker.

Sie brauchen zunächst eine Wurzel, um die Vermehrung zu starten. Am besten kaufen Sie diese im Bioladen. Legen Sie diese Kurkumawurzel über Nacht in Wasser ein, damit sie sich vollsaugen kann. Legen Sie sie dann auf einen kleinen Teller. Nun gilt es erst einmal, abzuwarten, bis die Wurzel zu keimen beginnt.

Zeigt sich ein Keim, können Sie die Wurzel in einen Blumentopf mit nährstoffreicher Erde setzen. Der Keim sollte aus der Erde herausragen. Kurkuma gedeiht an einem warmen, eher halbschattigen Ort und mag keine großen Temperaturschwankungen. Halten Sie die Wurzel nicht zu feucht. Es ist gut, wenn die Erde immer wieder trocken wird, dann bekommt die Kurkumawurzel auch genug Sauerstoff.

Ungefähr nach 9 Monaten kann Kurkuma geerntet werden. Dies erkennt man daran, dass das Laub verwelkt. Um die Wurzel frisch zu halten, kann sie in Sand eingelagert werden. Und diese Ernte kann schon wieder der Start für den nächsten Anbau sein. Gutes Gelingen!*

In welcher Form wird Kurkuma angeboten?

Je nachdem, für welche Zwecke Sie Kurkuma einsetzen möchten, eignen sich unterschiedliche Darreichungsformen.

Die frische Knolle

Die frische Knolle sieht etwas filigraner als eine Ingwerwurzel aus und wird klein geschnitten für die Zubereitung von Gerichten wie Currys verwendet. Ich lasse die Schale gern dran, da direkt darunter die wertvollsten Inhaltsstoffe sitzen.

Frischer Kurkuma ist stark färbend. Um bei der Verarbeitung keine gelben Hände zu bekommen, können Sie Ihre Hände entweder mit etwas fettem Öl (z. B. Oliven- oder Kokosöl) einreiben oder Küchenhandschuhe tragen.

Mittlerweile wird sowohl in Bioläden als auch in gut sortieren Supermärkten frischer Kurkuma angeboten.

---

* Mehr Tipps zum Eigenanbau gibt es hier: www.smarticular.net/kurkuma-zuechten-und-vermehren.

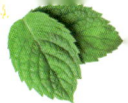

Pulver

Einfach in der Anwendung ist das aus der getrockneten Knolle hergestellte Pulver.

Wenn Sie es als Gewürz für Speisen und Getränke verwenden, ist es ratsam, auf Bioqualität zu achten. Konventionelle Ware wird, wie alle anderen Gewürze, bestrahlt. Es sollte sich um reines Kurkuma handeln und nicht gestreckt sein.

Es kann in herzhaften Gerichten und in Süßspeisen verwendet werden. Im Ayurveda sagt man, dass Kurkuma die drei »Doshas«, die unterschiedlichen Konstitutionstypen, ausgleicht. Daher kann das Gewürz uneingeschränkt von allen benutzt werden.

Die regelmäßige Aufnahme von Kurkuma über die Nahrung hat eher eine vorbeugende Gesundheitswirkung. Wollen Sie Kurkuma zu therapeutischen Zwecken unterstützend einsetzen, brauchen Sie eine Dosierung, die über den Zusatz in Speisen hinausgeht. Dafür eignen sich die folgenden Darreichungsformen.

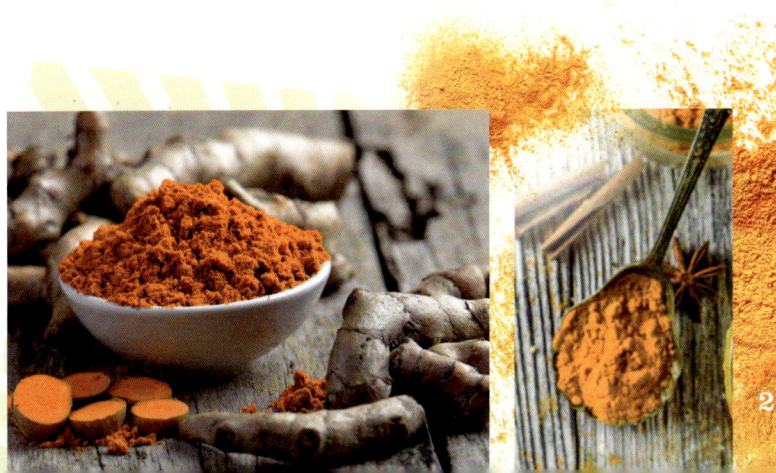

Tinkturen

Eine Tinktur ist ein flüssiger Auszug einer Pflanze, meist in Alkohol. Kurkuma-Tinkturen gibt es bereits fertig zu kaufen. Sie sind eine gute Alternative, wenn Sie ungern Kapseln oder Tabletten schlucken.

Sie können eine solche Tinktur aber auch leicht selbst ansetzen: Schneiden Sie eine frische Kurkumaknolle in kleine Stücke, und pressen Sie sie durch eine Knoblauchpresse in ein sauberes Marmeladenglas. Das entspricht etwa 1 EL. Füllen Sie das Glas mit Wodka auf, und lassen Sie den Auszug ca. drei Wochen ziehen. Seihen Sie die Flüssigkeit dann ab, und füllen Sie sie in dunkle Pipettenfläschchen ab. Die Tinktur können Sie tropfenweise einnehmen, am besten zum Essen, damit sich die wertvollen Bestandteile, die fettlöslich sind, auch im Körper aufspalten können.

Kurkuma-Öl

Mit dem Begriff »Kurkuma-Öl« können ganz unterschiedliche Produkte gemeint sein:

- Ein Würzöl, z. B. auf der Basis von Kokosöl, das mit Kurkuma aromatisiert ist
- Das ätherische Öl, das in Dampfdestillation aus der Wurzel gewonnen wurde. Dieses ätherische Öl können Sie mit einem fetten Trägeröl vermischen und für Massagen nutzen. Es ist besonders wohltuend für den Bewegungsapparat.
- Ein Pflanzenauszug in Trägeröl. Diesen können Sie auch selbst herstellen, indem Sie Kurkuma klein hacken und mit einem hochwertigen Trägeröl, z. B. Olivenöl, vermischen. Damit sich die Inhaltsstoffe aus dem Kurkuma lösen, stellen Sie das Gefäß an einen warmen Ort und lassen das Öl für mehrere Wochen ziehen. Das Kurkuma-

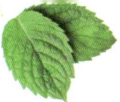

Öl ist einsatzbereit, wenn es eine intensive Färbung angenommen hat. Seihen Sie es ab, und lagern Sie es in dunklen Flaschen.

Auch dieses Kurkuma-Öl ist für äußere Anwendungen zugunsten des Bewegungsapparates geeignet. Um die Wirkung weiter zu steigern, kann dieser Auszug noch mit dem ätherischen Öl von Ingwer angereichert werden. Beide ätherischen Öle wirken wärmend und förderlich auf eine beanspruchte Muskulatur. Für Menschen, die sensibel auf den Wirkstoff des schwarzen Pfeffers reagieren, ist die äußere Anwendung eine gute Möglichkeit, die wertvollen Inhaltsstoffe in den Körper zu bringen.

Einen exotischen und sinnlichen Touch bekommt das Massageöl, wenn Sie blumige ätherische Öle wie Ylang-Ylang, Muskatellersalbei oder Geranie hinzugeben.

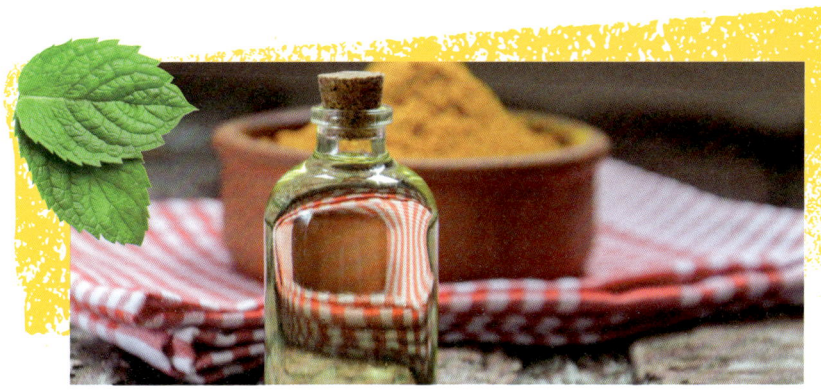

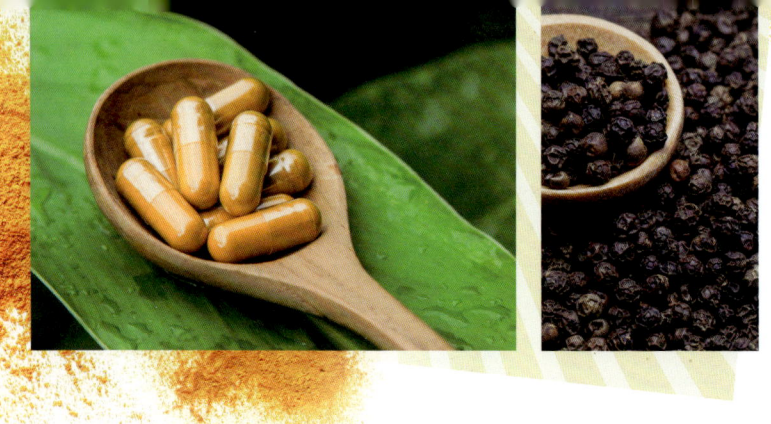

Kurkuma-Kapseln und -Presslinge

Wer größere Mengen Kurkuma einnehmen möchte, sollte dazu Kapseln oder Presslinge verwenden. Die mit Kurkumapulver gefüllten Kapseln sind besonders für diejenigen sinnvoll, die den Geschmack von Kurkuma nicht mögen. Mit einer Kapselmaschine können Sie sich auch selbst Kurkumapulver in Leerkapseln abfüllen. Bei Fertigprodukten sollten Sie darauf achten, dass das Pulver Bioqualität hat und keine Füllstoffe verwendet wurden. Bei den Kapseln empfehle ich, auf ein pflanzliches Material zu achten und keine Gelatinekapseln zu verwenden.

Presslinge sind einfach in Tablettenform gepresstes Pulver.

Beide Formen sollten Sie zum Essen einnehmen, damit sich durch die im Gericht enthaltenen Fette die Wirkstoffe im Kurkuma besser lösen und verwertet werden können.

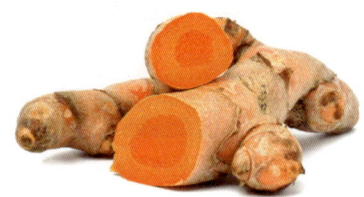

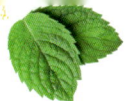

Wenn Sie größere Mengen Kurkuma einnehmen wollen, besprechen Sie dies zuvor mit einem Therapeuten.

In den Kapseln und Tabletten ist meist Piperin aus schwarzem Pfeffer zugesetzt. Dadurch soll die Aufnahme des Curcumins in den Zellen um ein Vielfaches gesteigert werden. Im Ayurveda werden die beiden Gewürze seit antiken Zeiten zusammen verwendet, da die Heilkundigen um die sich gegenseitig unterstützende und ergänzende Wirkung wussten. Es gibt allerdings auch kritische Meinungen zur Zugabe von schwarzem Pfeffer, weil das Piperin reizend auf die Schleimhäute wirken kann. Wenn Sie nun Curcumin hoch dosiert einnehmen, um ein gereiztes Verdauungssystem in die Balance zu bringen, könnte das zugesetzte Piperin kontraproduktiv wirken. Bei größeren Mengen sollten Sie also kein Fertigprodukt einsetzen, um den Piperingehalt kontrollieren zu können. Bilden Sie sich hierzu selbst eine Meinung, und suchen Sie sich therapeutische Begleitung.

Wann Vorsicht geboten ist

Manchmal fühlt man sich verleitet, weil etwas besonders gut wirkt, es auch höher dosiert anzuwenden. Vom University of Maryland Medical Center wurde folgende Verzehrempfehlung ausgegeben:

- Die empfohlene maximale Tagesmenge von frischem Kurkuma liegt bei 1,5–3 g.
- Die empfohlene maximale Tagesmenge von getrocknetem Kurkumapulver liegt bei 1–3 g. Das entspricht ½–1 TL.
- Die empfohlene maximale Tagesmenge von Kurkumin-Extrakt liegt bei 1,2–1,8 g.

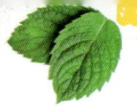

Wird Kurkuma aus therapeutischen Gründen hoch dosiert eingenommen, wobei Mengen von 8 g am Tag und mehr zusammenkommen, ist also auf jeden Fall eine fachliche Begleitung erforderlich.

Leichte Nebenwirkungen können bei zu hohem Kurkuma-Konsum Durchfall, Sodbrennen und Magen-Darm-Beschwerden sein.

Falls Sie eine Leberentzündung, Gallenbeschwerden oder Gallensteine haben, sollten Sie auf jeden Fall vom Konsum von Kurkuma Abstand nehmen oder die Einnahme mit ihrem Therapeuten besprechen und abwägen, denn es fördert den Gallefluss.

Auch für Schwangere und Stillende ist Kurkuma nicht geeignet, weil es bei ihnen in größeren Mengen zu Unterleibskrämpfen und Gebärmutterblutungen führen kann.

Werden Medikamente eingenommen, die den Blutzucker- oder den Cholesterinspiegel senken oder, um Blutgerinnungsprobleme zu behandeln, muss eine begleitende Behandlung mit Kurkuma mit dem Therapeuten abgesprochen werden, um mögliche Wechselwirkungen auszuschließen.

Neueste Erfahrungen zeigen, dass Kurkuma die Nebenwirkungen bei einer Chemotherapie lindern kann. Es ist aber unbedingt erforderlich, dies mit einem erfahrenen Therapeuten abzustimmen.

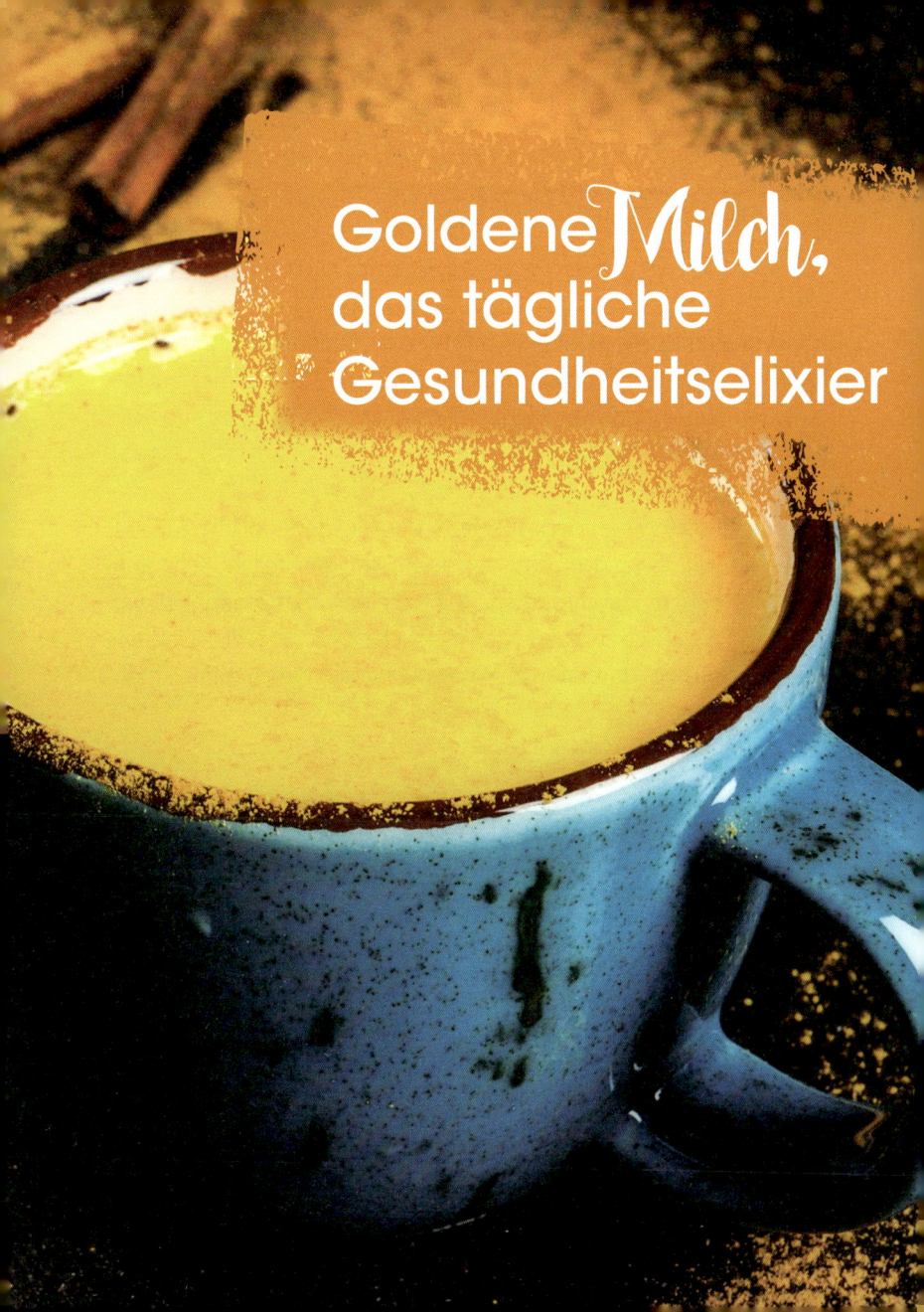

Goldene *Milch,* das tägliche Gesundheitselixier

Nun kennen Sie die wunderbaren Vorzüge von Kurkuma. Jetzt zeige ich Ihnen, wie Sie sich daraus ganz einfach einen richtigen Immunsystembooster und Wärmekick zubereiten können, um täglich in den Genuss der vielen Vorzüge von Kurkuma zu kommen.

Im Ayurveda ist die »Goldene Milch« seit Langem bekannt. In den letzten Jahren hat sie sich als »Kurkuma Latte« oder »Turmeric Latte« zu einem gesunden Trendgetränk entwickelt – würzig, samtig, wärmend und einfach lecker.

Es gibt verschiedene Möglichkeiten, die »Goldene Milch« zuzubereiten. Für die Eiligen gibt es von mehreren Herstellern sehr gute Instant-Produkte. Dafür müssen Sie bloß einen Pflanzendrink erwärmen und die Mischung darin auflösen. Ich bevorzuge, die »Goldene Milch« aus frischen Zutaten zuzubereiten. Auch hierzu gibt es mehrere Varianten.

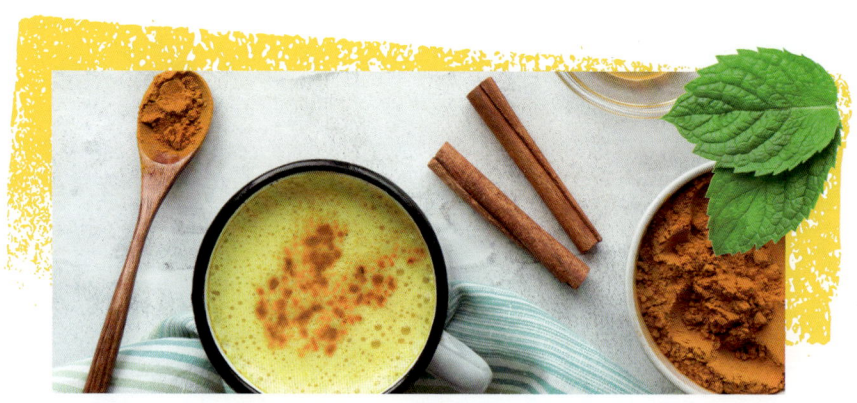

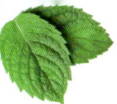

Die Grundzutaten einer »Goldenen Milch« sind:

- **Kurkuma und Ingwer,** die u.a. antibiotisch, antiinflammatorisch und wärmend wirken. Sie haben in den vorigen Kapiteln ja bereits die umfangreichen gesundheitlichen Vorzüge dieser Knollen kennengelernt.
- Um die wertvollen Stoffe im Körper aufnehmen zu können, ist es wichtig, zusätzlich **fettes Öl** zu sich zu nehmen, z.B. Oliven- oder Kokosöl, weil sie fettlöslich sind. In einem Getränk bevorzuge ich wegen des Geschmacks Kokosöl, zumal es selbst noch einmal antibakteriell und entzündungshemmend wirkt und die Fettverbrennung ankurbelt.
- **Zimt** unterstützt zusätzlich die Bauchspeicheldrüse.
- **Schwarzer Pfeffer** ist wichtig, weil das enthaltene Piperin dafür sorgt, dass die wertvollen Bestandteile sowohl des Kurkumas als auch des Ingwers überhaupt in den Körper aufgenommen werden, weil es deren schnellen Abbau in der Leber und in der Darmwand hemmt. Die Angaben, um wie viel die Bioverfügbarkeit von Curcumin durch die Beigabe von schwarzem Pfeffer gesteigert werden kann, variieren stark je nach kulturellem Hintergrund.
- Außerdem wird eine »Goldene Milch« in **Kuh- oder Pflanzenmilch** angerührt. Wegen der bekannten negativen Auswirkungen von Kuhmilch auf die Gesundheit präsentiere ich hier ausschließlich die vegane Variante.

GOLDENE MILCH MIT KURKUMA-PASTE

Das Getränk aus einer selbst angerührten Paste zuzubereiten, erfordert einmal ein wenig Aufwand, aber ermöglicht dann für mindestens 2 Wochen eine schnelle tägliche »Goldene Milch«. Diese Variante ist also ideal für alle, die ihre Nahrung gern selbst zubereiten, aber nicht jeden Tag die Zeit dafür haben.

Kurkuma-Paste:
¼ Tasse Kurkumapulver
½ Tasse Wasser

Rühren Sie das Pulver im Wasser an, und lassen Sie die Mischung bei mittlerer Hitze unter ständigem Rühren eindicken. Füllen Sie die Paste in ein sauberes Marmeladenglas ab.

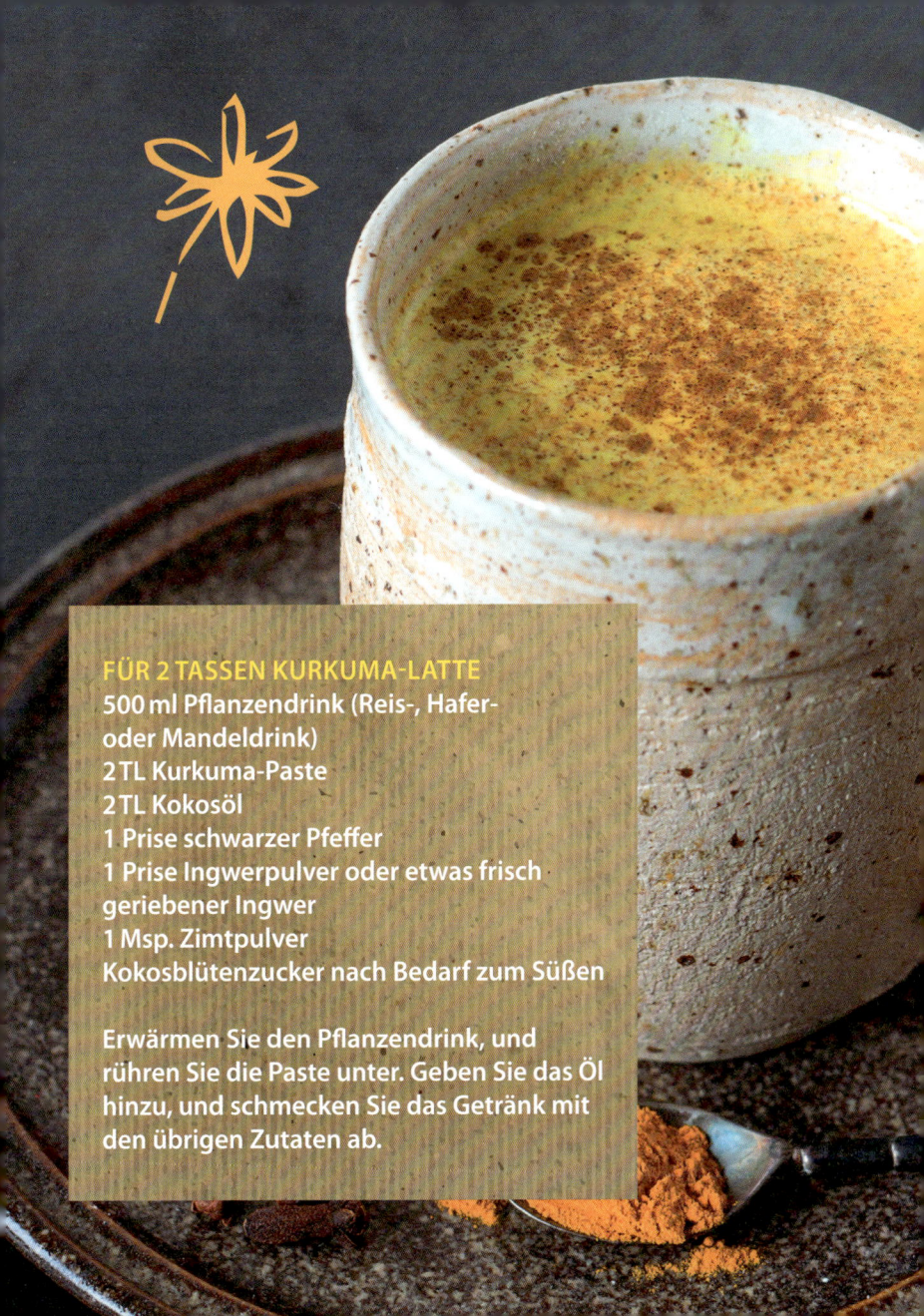

FÜR 2 TASSEN KURKUMA-LATTE

500 ml Pflanzendrink (Reis-, Hafer-
oder Mandeldrink)
2 TL Kurkuma-Paste
2 TL Kokosöl
1 Prise schwarzer Pfeffer
1 Prise Ingwerpulver oder etwas frisch
geriebener Ingwer
1 Msp. Zimtpulver
Kokosblütenzucker nach Bedarf zum Süßen

Erwärmen Sie den Pflanzendrink, und
rühren Sie die Paste unter. Geben Sie das Öl
hinzu, und schmecken Sie das Getränk mit
den übrigen Zutaten ab.

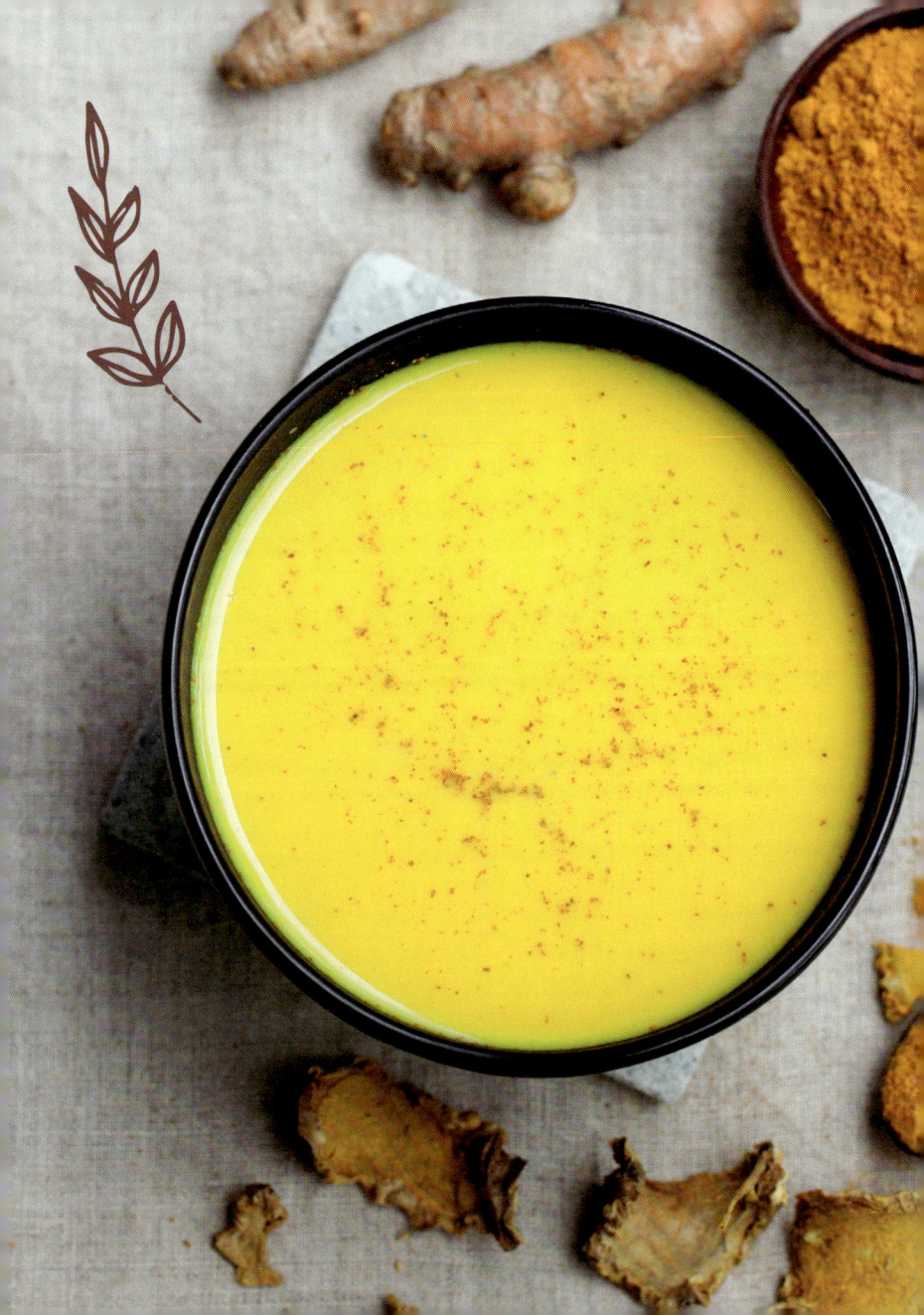

GOLDENE MILCH MIT FRISCHEN ZUTATEN

Pürieren Sie Kurkuma und Ingwer im Hochleistungsmixer. Geben Sie sie in den Pflanzendrink, und erhitzen Sie diesen. Mischen Sie Pfeffer, Zimt und Kokosöl unter, und mixen Sie alles noch einmal auf. Schmecken Sie das Getränk mit Kokosblütenzucker ab.

Ich verwende gern Haferdrink, der schon leicht süßlich schmeckt, und verzichte auf weiteres Süßen.

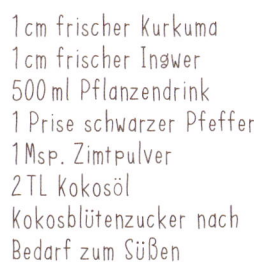

1 cm frischer Kurkuma
1 cm frischer Ingwer
500 ml Pflanzendrink
1 Prise schwarzer Pfeffer
1 Msp. Zimtpulver
2 TL Kokosöl
Kokosblütenzucker nach Bedarf zum Süßen

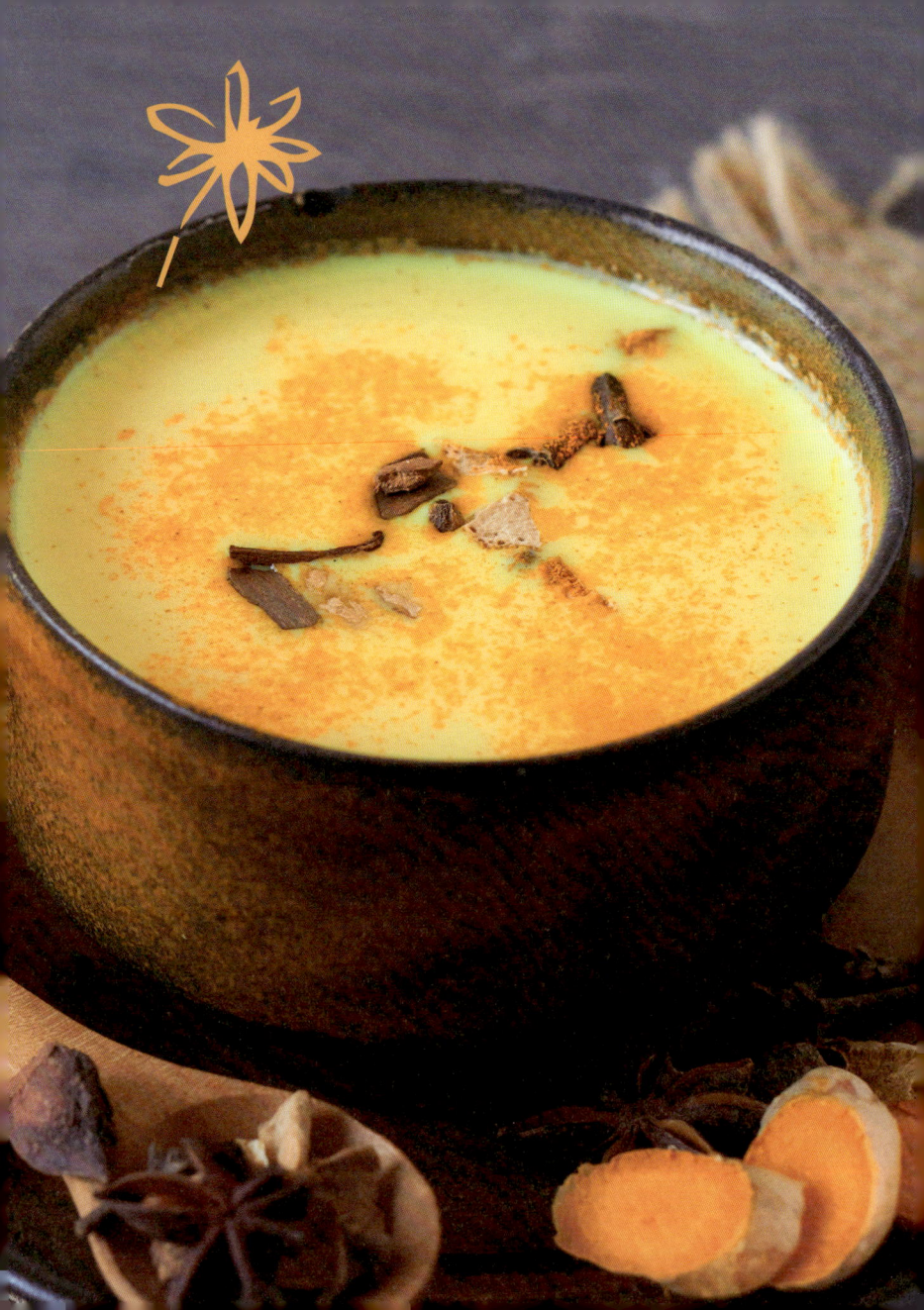

Goldene Milch
»Karins Aroma-Spezial«

Bereiten Sie die Goldene Milch nach einem der Basisrezepte zu. Geben Sie ätherische Öle hinzu, die für die innere Einnahme zugelassen sind.

Wenn in der kalten Jahreszeit die Nase läuft und sich die Kälte im Körper ausbreitet, dann ist diese Kombination ein toller Einheizer, der auch mikrobiell reinigt.

Haben Sie zu viel ätherisches Öl in den Pflanzendrink gegeben und ist das Aroma zu intensiv, können Sie mit etwas zusätzlichem Kokosöl gegensteuern. Kokosöl neutralisiert die ätherischen Öle ein bisschen.

Ätherische Öle und Kurkuma passen hervorragend zusammen, weil die ätherischen Öle die Zellrezeptoren öffnen, sodass die wertvollen Inhaltsstoffe des Kurkumas besser aufgenommen werden können.

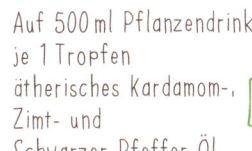

Auf 500 ml Pflanzendrink: je 1 Tropfen ätherisches Kardamom-, Zimt- und Schwarzer-Pfeffer-Öl

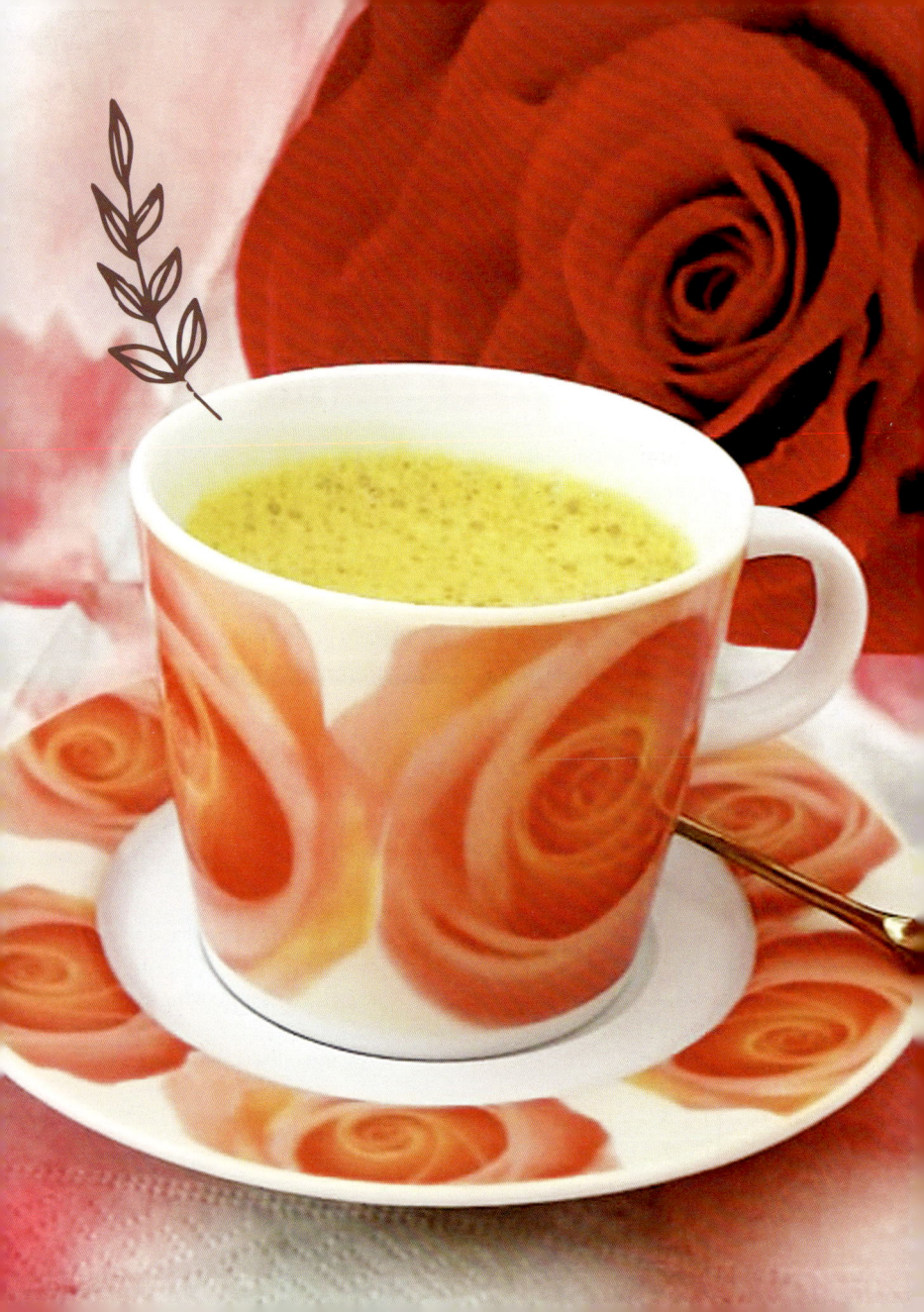

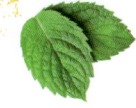

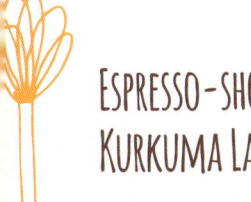

Espresso-Shot Kurkuma Latte

Bereiten Sie eine Goldene Milch nach einem der Basisrezepte zu. Brühen Sie einen Espresso auf, und geben Sie ihn in die Goldene Milch. Schäumen Sie die Mischung im Hochleistungsmixer kurz auf, und servieren Sie das Getränk in Espressotassen. Ich empfehle, ein Glas Wasser dazu zu trinken, um den Flüssigkeitsverlust auszugleichen.

Sie brauchen Ihren morgendlichen Koffeinkick? Wie wäre es mit einem »Espresso dorato«? Das ist im ersten Moment etwas gewöhnungsbedürftig, aber wirklich lecker. Ich fand die Wirkung beim Ausprobieren allerdings sehr stark. Nun bin ich auch eigentlich Teetrinkerin und nicht an Kaffee gewöhnt. Auf jeden Fall machte mich diese Kombi ordentlich wach.

Zufällig bekamen wir Besuch, während ich dieses Rezept entwickelte. Der Gast musste natürlich gleich probieren. Seine Rückmeldung: »Danke für den außergewöhnlichen Espresso. Er schmeckt überraschend erfrischend mit einer leichten Schärfe, ohne etwas vom ursprünglichen Kaffeegenuss einzubüßen. Ich kann mir gut vorstellen, diesen Kaffee täglich zu genießen.«

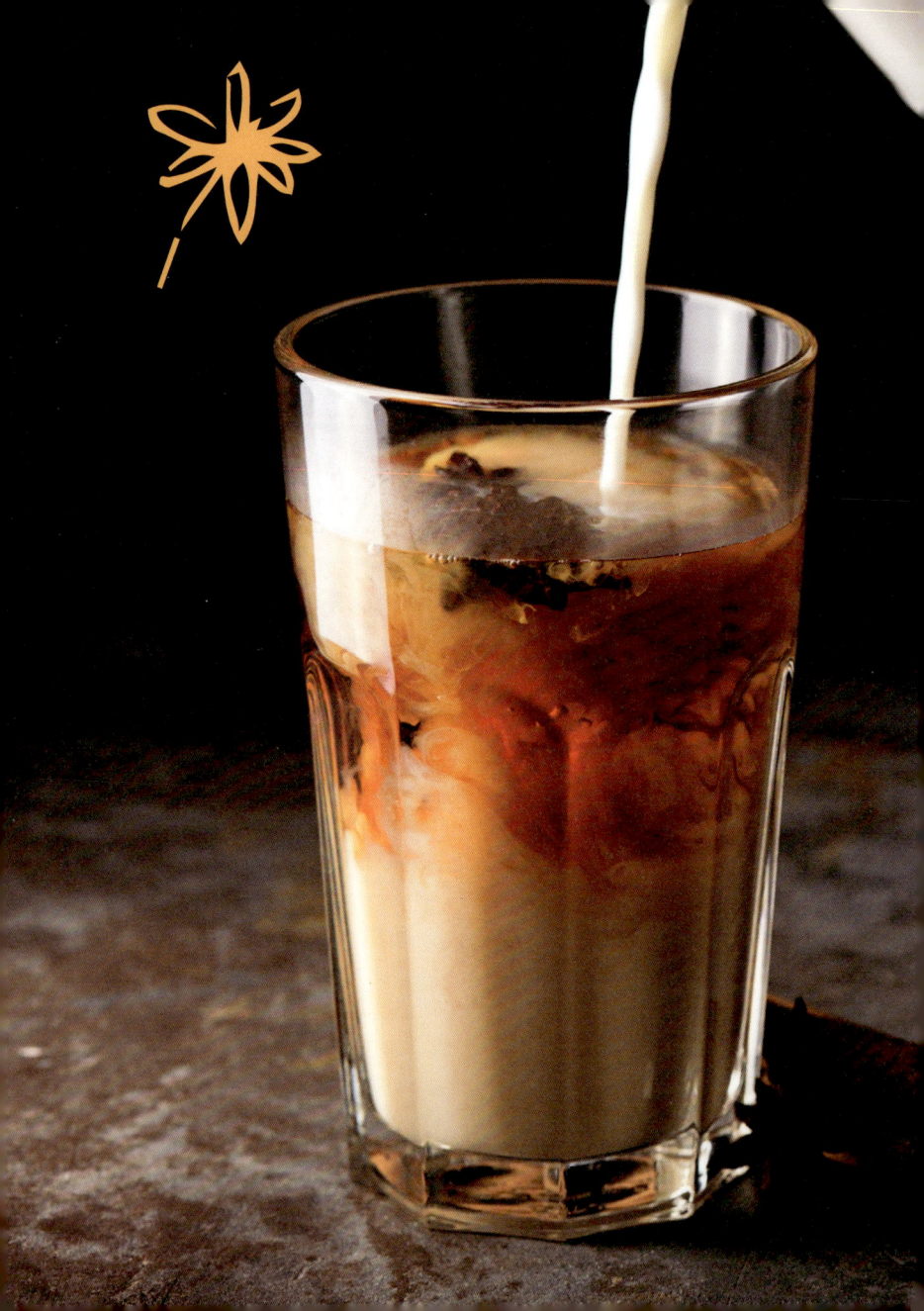

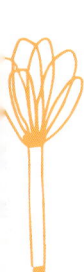

Schwarzer Tee mit Kurkuma

Rühren Sie das Fertigpulver in den frisch gebrühten Tee ein, und geben Sie den Pflanzendrink hinzu. Süßen Sie den Tee nach Wunsch.

It's Tea-Time! Kurkuma hat längst Einzug in Teemischungen gehalten – warum also nicht einmal schwarzen Tee ins Kurkuma geben?

300 ml schwarzer Tee
2 TL Goldene-Milch-Instantmischung
200 ml Pflanzendrink
Kokosblütenzucker nach Geschmack

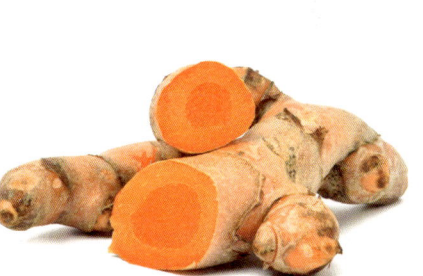

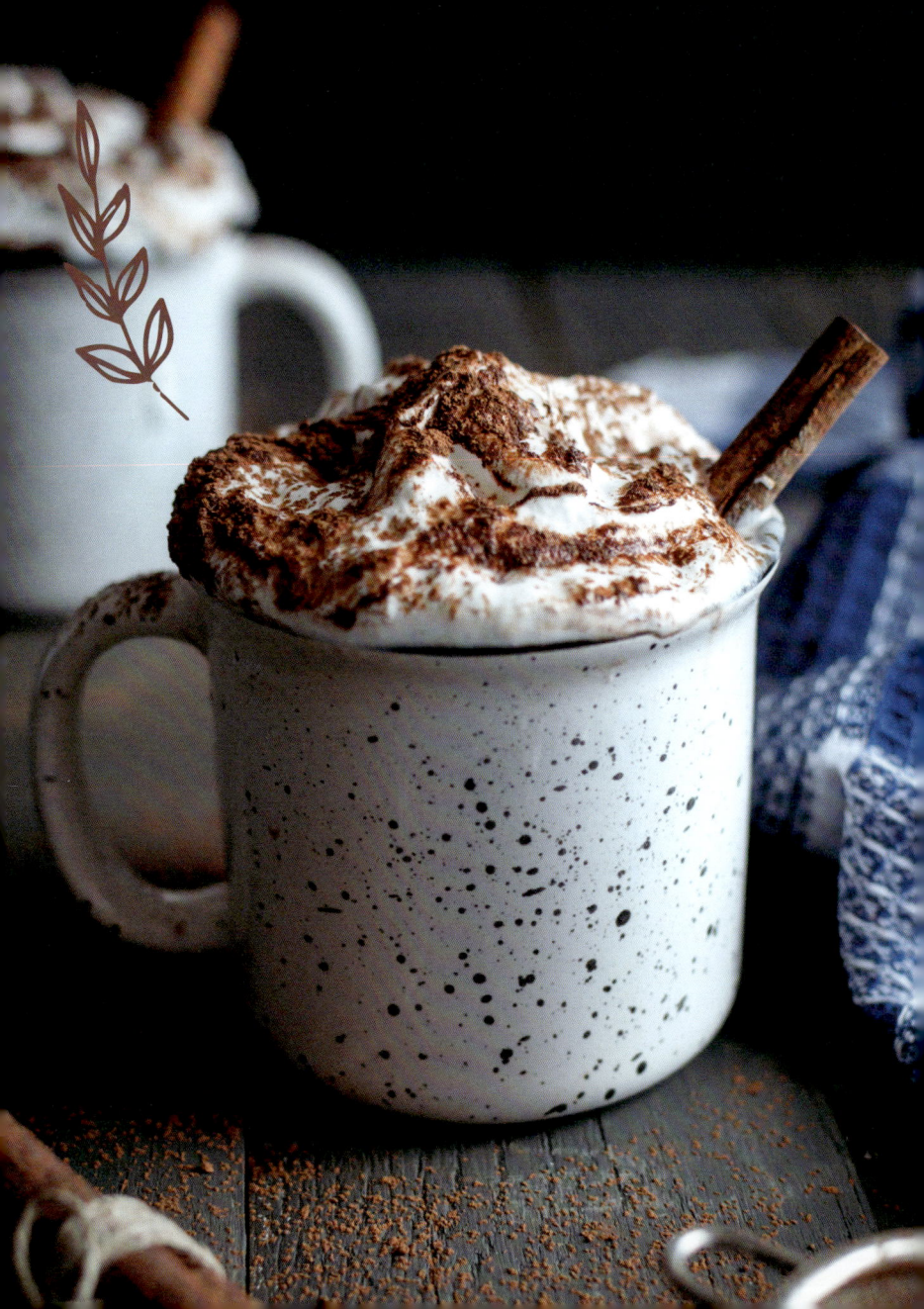

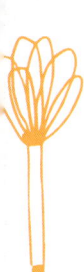

Azteken-Trank trifft Ayurveda

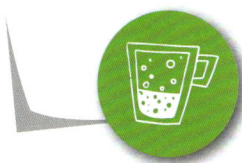

3 TL schwach entölter Kakao
2 TL Goldene-Milch-Instantmischung
100 ml Pflanzendrink (Man-
del-, Hafer-, oder Reisdrink)

Rühren Sie Kakao und Fertigpulver in 400 ml heißes Wasser ein, am besten mit einem Schneebesen, damit sich keine Klümpchen bilden. Erwärmen Sie den Pflanzendrink, und schäumen Sie ihn mit einem Milchschäumer auf. Geben Sie den Drink in den Kakao, und streuen Sie etwas Kakaopulver darüber. Wenn Sie es würziger mögen, können Sie je 1 Tropfen ätherisches Kardamom- und Zimtöl unterrühren.

Schwach entölter Kakao ist auch ein Super Food. Er enthält die Vitamine A, B1, B2, B3, B5, B6, B7, B9, B12, C, D, E und K sowie wertvolle Mineralstoffe, allen voran Magnesium und Phospor, aber auch Natrium, Kalium und Kalzium. Die Azteken bereiteten zu antiken Zeiten ihren Kakao mit Wasser zu, aber uns ist die Mischung mit Milch vertrauter. Ich liebe Kakao an kalten Tagen, weil er gründlich von innen wärmt. Kurkuma und Kakao harmonieren geschmacklich wunderbar. Im Vergleich zur reinen Goldenen Milch ist die Mischung eher mild, weil der Kakao eine weich-herbe Note mitbringt.

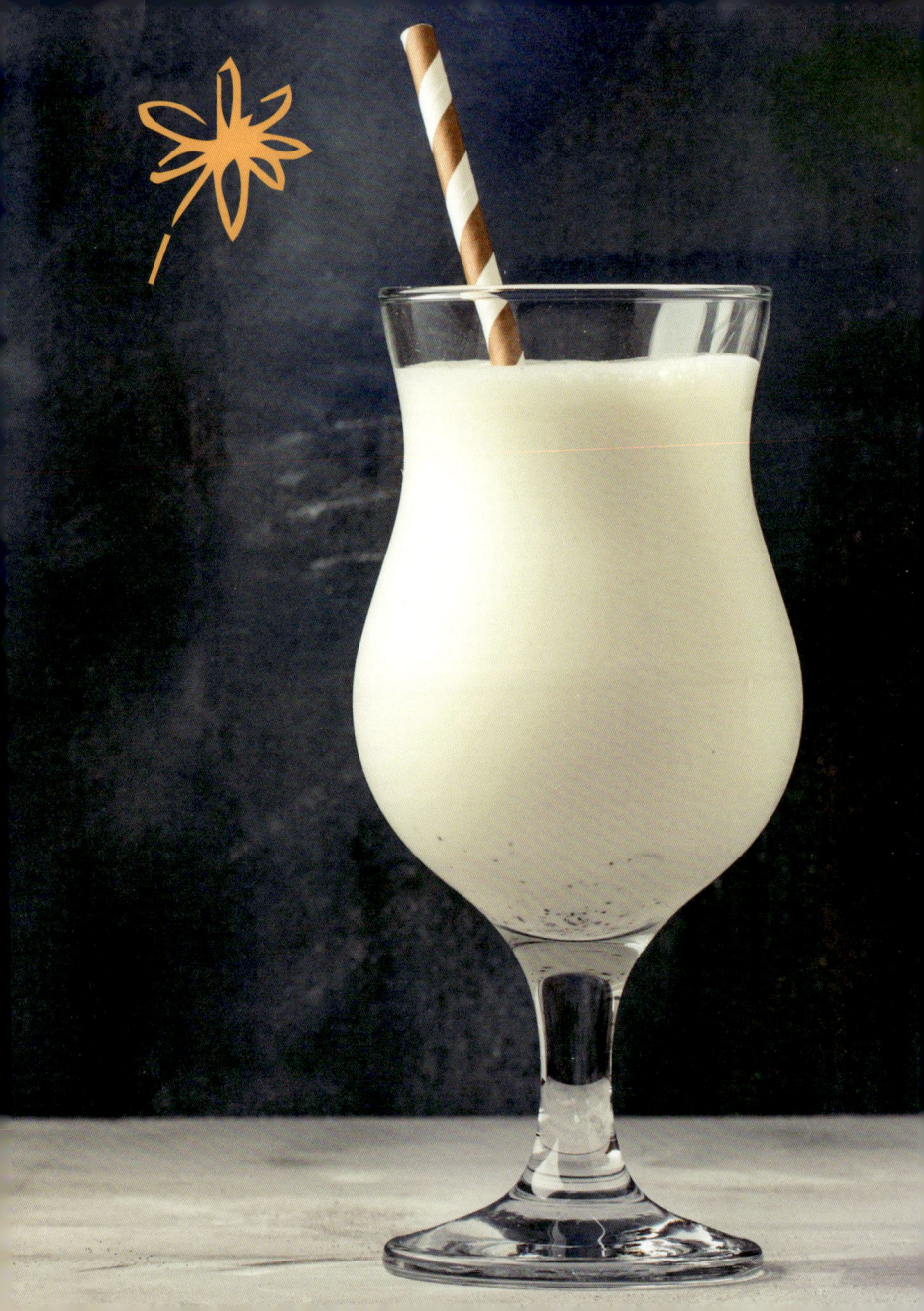

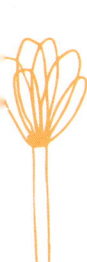

Turmeric-Vanilla-Latte

Schneiden Sie die Vanilleschote der Länge nach auf,
und kratzen Sie das Mark
heraus. Geben Sie die Vanille
in den Pflanzendrink, und erwärmen Sie ihn. Rühren Sie
das Fertigpulver mit einem
Schneebesen ein.

Bei vielen löst Vanille ein
Hochgefühl aus, weil die
Geschmacksknospen schon
von Babytagen an an Vanille
gewöhnt werden, denn es
ist oft in Babynahrung enthalten. Die Kurkuma-Vanille-
Latte lässt an Vanillesoße
denken und weckt für mich
durchaus Kindheitserinne-
rungen.

½ Vanilleschote
400 ml Pflanzendrink
(Mandel-, Reis- oder Haferdrink)
2 TL Goldene-Milch-Instantmischung

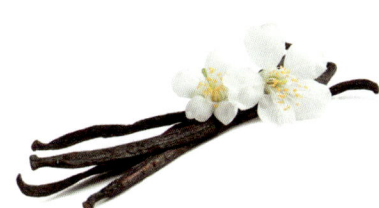

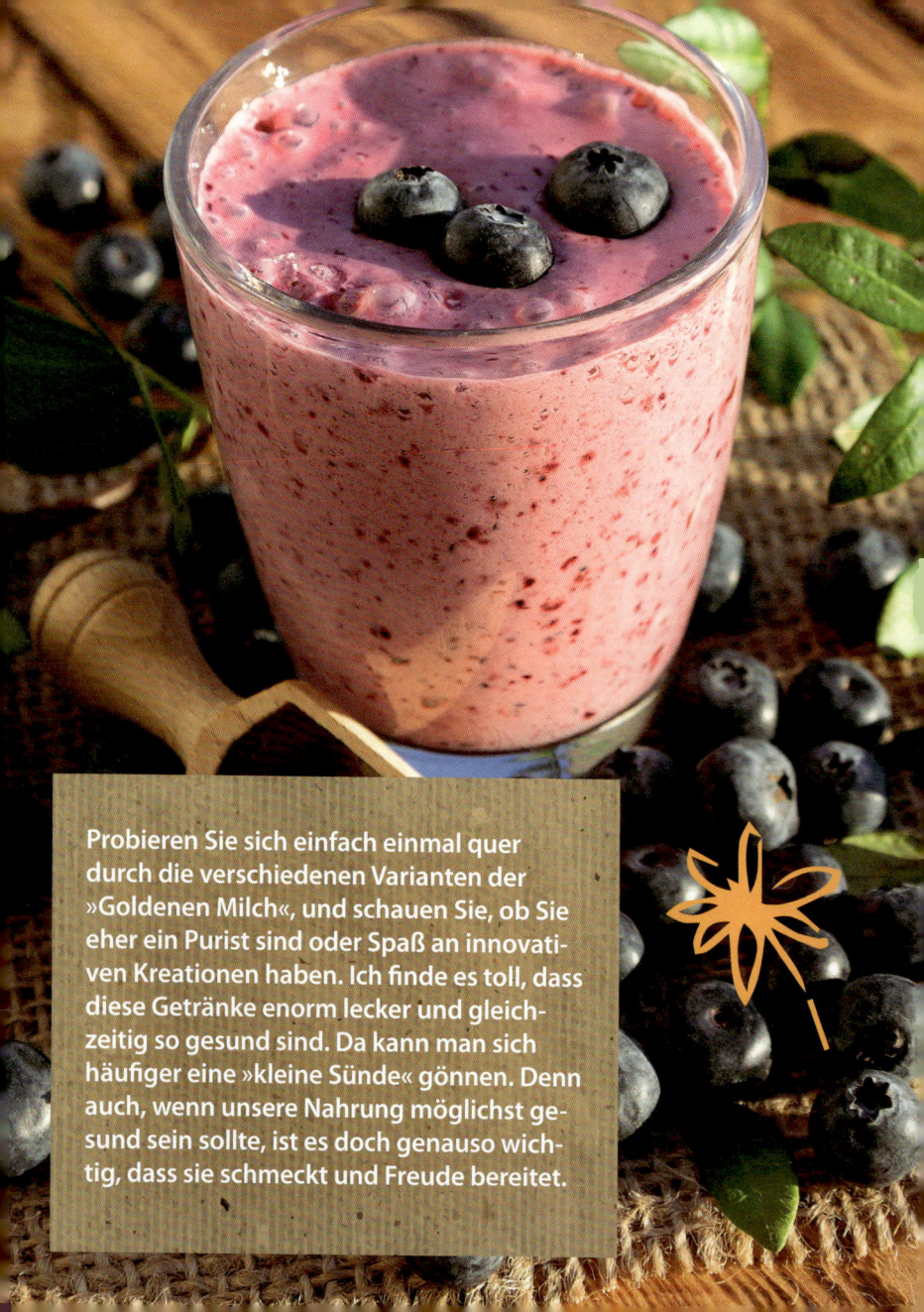

Probieren Sie sich einfach einmal quer durch die verschiedenen Varianten der »Goldenen Milch«, und schauen Sie, ob Sie eher ein Purist sind oder Spaß an innovativen Kreationen haben. Ich finde es toll, dass diese Getränke enorm lecker und gleichzeitig so gesund sind. Da kann man sich häufiger eine »kleine Sünde« gönnen. Denn auch, wenn unsere Nahrung möglichst gesund sein sollte, ist es doch genauso wichtig, dass sie schmeckt und Freude bereitet.

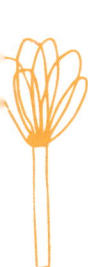

FRUCHTIGE KURKUMA-MILCH

Pürieren Sie die Beeren im Hochleistungsmixer, und geben Sie den Pflanzendrink kalt dazu. Mixen Sie alles mit dem Fertigpulver noch einmal auf, und rühren Sie das Öl unter.
Wenn Sie es würziger mögen, geben Sie 1 Tropfen ätherisches Zimtöl hinzu.

100 g Heidelbeeren
400 ml Pflanzendrink (Mandel-, Hafer- oder Reisdrink)
2 TL Goldene-Milch-Instantmischung
½ TL Arganöl

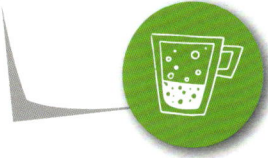

Nun wird es noch etwas experimenteller. Diese Variante erinnert an einen fruchtigen Milchshake und ist auch als sommerliche Erfrischung geeignet. Ich war erstaunt, wie gut Frucht und Kurkuma zusammenpassen. Ich probiere mit Super Foods gern Neues aus und kombiniere sie. Heidelbeeren sind reich an guten Inhaltsstoffen und wirken antioxidativ, verjüngen also auf Zellebene. Durch das Arganöl bekommt das Getränk eine leicht nussige Note, und das Curcumin kann besser aufgenommen werden.
Sie können auch andere Beeren verwenden. Streichen Sie Johannis- und Himbeeren nach dem Pürieren durch ein Sieb, um keine störenden Kerne im Shake zu haben.

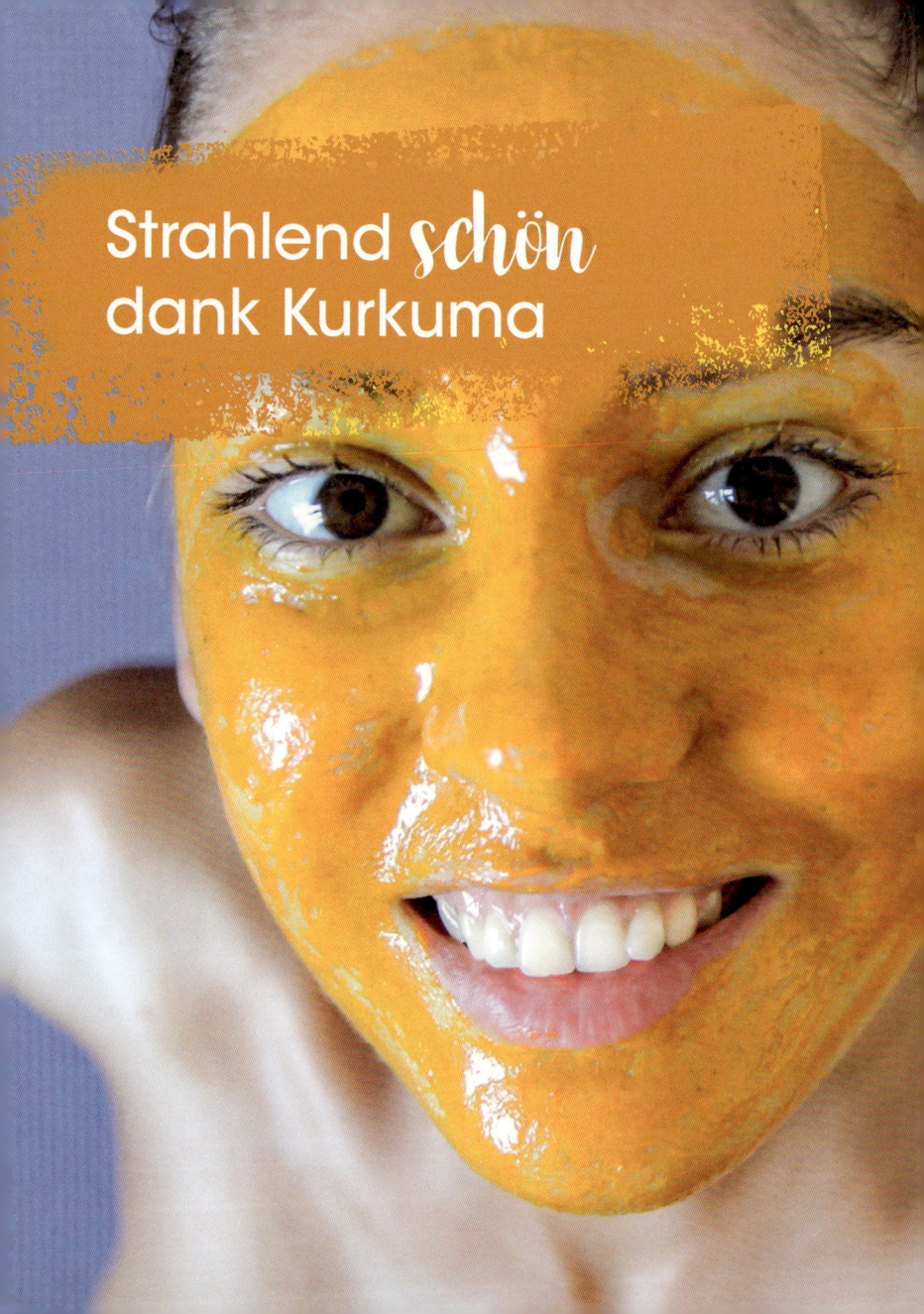

Strahlend *schön* dank Kurkuma

GESICHTSPFLEGE

Kurkuma ist eine Wohltat für die Haut. Es pflegt nicht nur, sondern wirkt auch entzündungshemmend, wodurch es gegen Hautunreinheiten hilft. In Indien gibt es ein besonderes Schönheitsritual vor Hochzeiten: Die Braut bekommt ein Ganzkörperpeeling mit einem Gemisch u.a. aus Kichererbsenmehl und Kurkuma. Das löst alte Hautschüppchen und verleiht der Haut einen strahlenden Teint.

Ich habe versuchsweise 1 EL Kokosöl mit ¼ TL Kurkuma vermischt und im Gesicht und auf den Händen aufgetragen. Ich war gespannt, ob der Gelbton bleibt oder sich wieder abwaschen lässt. Zum Glück verschwand er, und die Haut fühlte sich sehr frisch, gut durchblutet und weich an. Auf empfindliche Haut könnte die Paste allerdings etwas reizend wirken. Dann rühren Sie das Kurkuma in Joghurt ein, und verwenden Sie die Mischung als Feuchtigkeitsmaske. Ich gebe zusätzlich je 2 Tropfen hautpflegende ätherische Öle wie Zedernholz- und Weihrauchöl hinzu. Lassen Sie die Joghurtmaske einziehen, bis die Feuchtigkeit von der Haut aufgenommen wurde, und spülen Sie sie mit lauwarmem Wasser ab.

Kurkuma-Peeling:
1 EL Kokosöl
¼ TL Kurkumapulver

Feuchtigkeitsmaske:
2 EL Naturjoghurt
¼ TL Kurkumapulver
je 2 Tropfen ätherisches Zedernholz-
und Weihrauchöl

Honig-Kurkuma-Maske:
1 EL Honig
½ TL Kurkumapulver
je 2 Tropfen ätherisches Zedernholz-
und Weihrauchöl

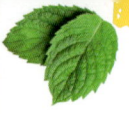

Im Zusammenspiel mit Honig macht Kurkuma die Haut samtig weich. Vermischen Sie dafür 1 EL Honig mit ½ TL Kurkuma und je 2 Tropfen ätherischem Zedernholz- und Weihrauchöl. Falls die Mischung zu zäh zum Auftragen ist, rühren Sie ein wenig lauwarmes Wasser ein. Lassen Sie diese Paste ca. 30 Minuten im Gesicht einwirken, und spülen Sie sie dann mit lauwarmem Wasser ab.

Wenn Sie regelmäßig Kurkuma einnehmen, hat das natürlich auch eine unterstützende Wirkung auf schöne und gesunde Haut, Haare und Fingernägel.

LIPPENPFLEGE

Lippenherpes plagt viele Menschen, besonders, wenn sie zu viel Stress haben und das Immunsystem geschwächt ist. Die Kombination von Honig und Kurkuma kann dann sehr lindernd wirken.

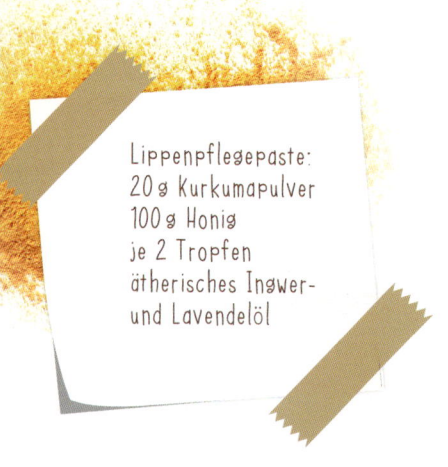

Lippenpflegepaste:
20 g Kurkumapulver
100 g Honig
je 2 Tropfen
ätherisches Ingwer-
und Lavendelöl

Honig, Kurkuma und die ätherischen Öle unterstützen sich gegenseitig in ihrer Wirkung. Am besten rühren Sie die Paste gleich in einem sauberen Marmeladenglas an. Darin kann sie im Kühlschrank gelagert und bei Bedarf mit einem sauberen Löffel oder Spatel entnommen werden. Lassen Sie die Paste ca. 30 Minuten einwirken, und waschen Sie sie dann mit lauwarmem Wasser ab.

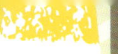
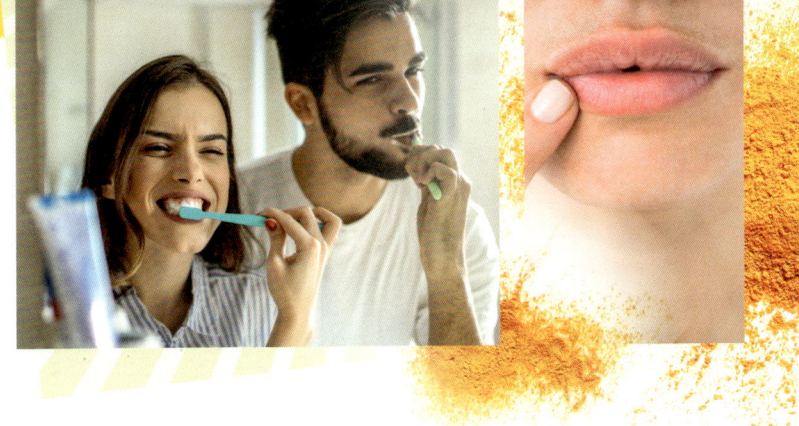

ZAHNPFLEGE

Zahnfleisch und Zähne sind sensible Bereiche des Körpers. Leider enthalten konventionelle Zahncremes Inhaltsstoffe, die gesundheitlich bedenklich sind. Wer nach einer einfachen, umweltfreundlichen, wirksamen und verträglichen Alternative sucht, kommt an Kurkuma nicht vorbei.

Die einfachste Möglichkeit ist, das Kurkumapulver pur auf die angefeuchtete Zahnbürste zu geben und damit die Zähne zu putzen. Keine Angst, das macht keine gelben Zähne – es macht die Zähne sogar schön strahlend weiß.

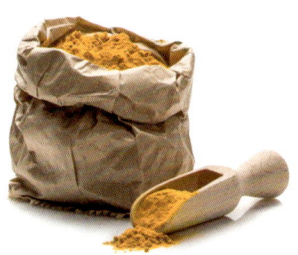

Wenn Sie die Zahnpflege lieber als Creme haben möchten, versuchen Sie es mit folgender Paste.

Verarbeiten Sie Kurkuma, Birkenzucker, Vollsalz und Natron im Hochleistungsmixer zu Puder. Vermischen Sie dieses gründlich mit dem erwärmten Kokosöl, und rühren Sie die ätherischen Öle ein. Füllen Sie die Paste in ein sauberes Marmeladenglas. Je nach Temperatur ist die Paste fester oder flüssiger, denn der Schmelzpunkt von Kokosöl liegt ungefähr bei Raumtemperatur.

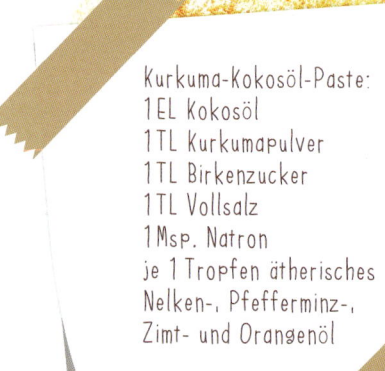

Kurkuma-Kokosöl-Paste:
1 EL Kokosöl
1 TL Kurkumapulver
1 TL Birkenzucker
1 TL Vollsalz
1 Msp. Natron
je 1 Tropfen ätherisches
Nelken-, Pfefferminz-,
Zimt- und Orangenöl

- Kokosöl wirkt generell pflegend im Mund- und Zahnbereich und schützt durch die enthaltene Laurinsäure die Zähne.
- Kurkuma lindert Entzündungen und kräftigt empfindliche Bereiche im Mund.
- Xylit oder Birkenzucker wirkt kühlend und pflegt die Zähne. Es hat sich auch als äußerst wirksam gegen die Verbreitung von Kariesbakterien erwiesen. In einer ganzheitlichen Zahnpflege, in der auf Fluorid verzichtet wird, ist Xylit die beste Alternative.
- Natron sorgt für ein basisches Milieu.

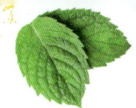

- Die ätherischen Öle geben eine frische Note und unterstützen ein gesundes Milieu im Mundbereich. Sie brauchen auch keine Angst zu haben, wenn Sie Zitrusöle im Zahnbereich einsetzten. Die Inhaltsstoffe, die aus der Schale gewonnen werden, greifen den Zahnschmelz im Gegensatz zum Saft nicht an.[*]

Diese Paste ist angenehm und unterstützt ein basisches Milieu im Mundraum, was auch bei der Remineralisierung der Zähne hilft. Sie können die verwendeten ätherischen Öle immer wieder einmal wechseln, um einem Gewöhnungseffekt vorzubeugen.

Vorsicht beim Zähneputzen: Diese Paste macht zwar schön strahlende Zähne, doch wenn sie auf die Kleidung tropft, wird es schwierig, die gelben Flecken wieder herauszubekommen.

Zusatztipp: Ich habe seit einiger Zeit auf Bambuszahnbürsten umgestellt, um ein bisschen Plastikmüll zu sparen. Bambus ist ein nachwachsender Rohstoff. Die Bürsten finden Sie im Reformhaus und in gut sortierten Bioläden.

---

[*] Wer mehr über die ätherischen Öle in der Zahnpflege erfahren möchte, findet weitere Tipps in dem Buch »Ätherische Öle für gesunde und schmerzfreie Zähne« von mir und Dr. med. dent. Jutta Schreiber.

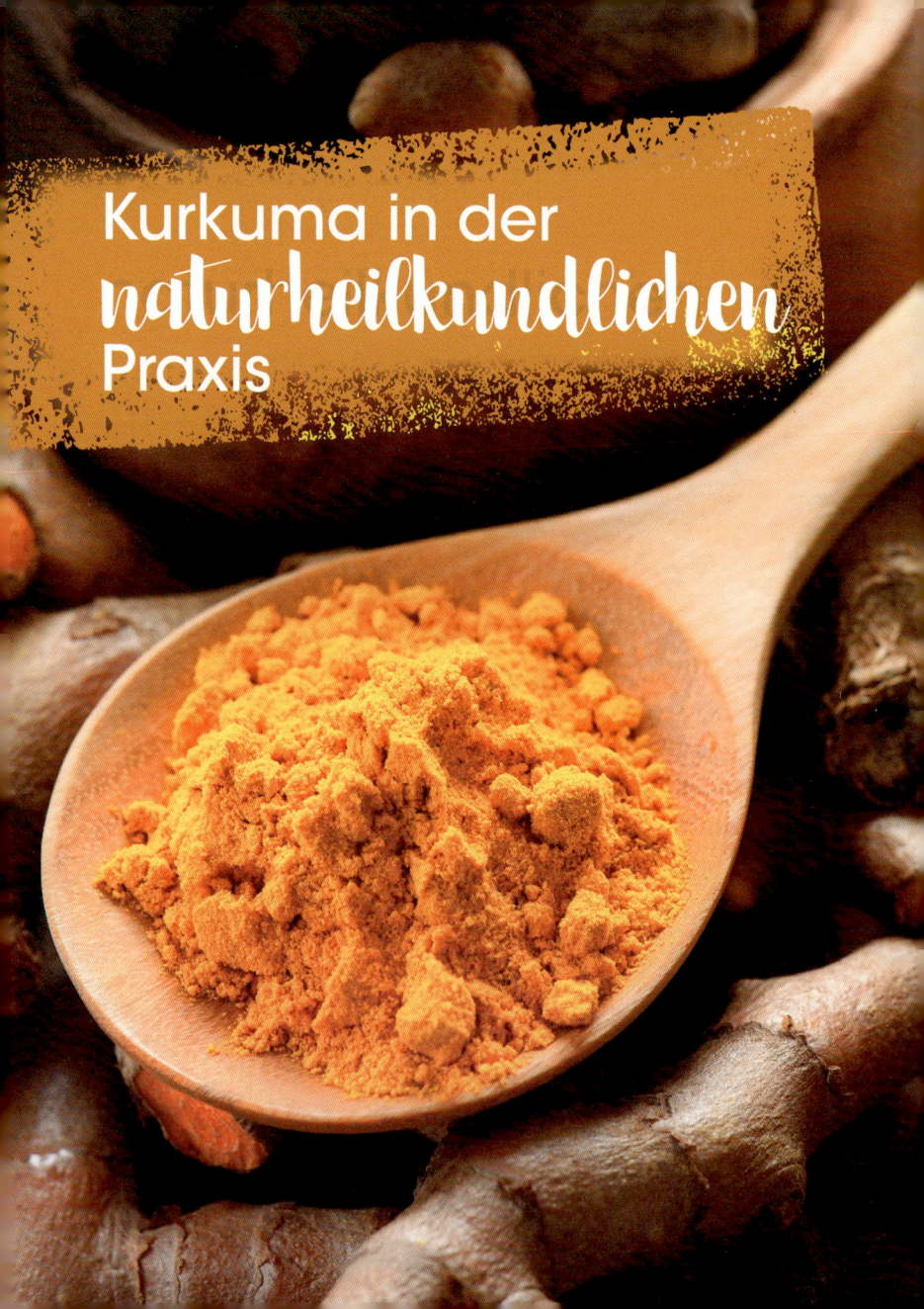

Kurkuma in der naturheilkundlichen Praxis

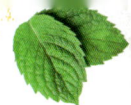

Gastbeitrag von Heilpraktikerin Sabine Hauswald

Die Präventivmedizin erfährt eine zunehmende Individualisierung. Sie ist darauf ausgerichtet, die Zellen, die Mitochondrien und den gesamten Menschen bestmöglich mit lebenswichtigen und wertvollen Nähr- und Vitalstoffen für die Erfordernisse des modernen Lebens im 21. Jahrhundert zu versorgen. Auch in der kurativen Medizin leistet sie ihren Beitrag. Angesichts dessen kam Kurkuma erst relativ spät nach Europa.

Die Kurkumapflanze gehört zur Familie der Ingwergewächse, aber der Gebrauch der Ingwerwurzel hat in unseren Breiten eine sehr viel längere Tradition. Jeder von uns erinnert sich an »Ginger Ale« aus seiner Kinder- und Jugendzeit, oder?

Bei Kurkuma ist das anders: Die Wunderknolle oder die »Goldene Göttin«, wie sie in Indien auch genannt wird, rückte erst in jüngster Zeit in unser Bewusstsein. Über *Curcuma longa,* der in Indien seit Jahrtausenden Verwendung als Würz- und Heilmittel findet, wird in der westlichen Welt derzeit sehr aktiv wissenschaftlich geforscht.

Hierbei stehen sich klassische Indikationen (d.h. Einsatzgebiete bei körperlichen Manifestationen und Erkrankungen) mit mehr als 5000 Jahren Erfahrungen – insbesondere in der ayurvedischen Medizin – und moderne Indikationen zu den großen medizinischen Herausforderungen der chronischen Erkrankungen, etwa den ansteigenden Autoimmunerkrankungen und Krebs, gegenüber. Das Hauptaugenmerk liegt auf dem Finden der optimalen Wirkstoffkonzentration und darauf, wie diese optimal vom menschlichen Organismus aufgenommen werden kann.

Curcumin, der für die Heilwirkung wichtigste und der international am besten erforschte Inhaltsstoff, ist ein Xenohormetikum. Das bedeutet, dass Kurkuma zu den Pflanzen gehört, die unter Stress (z. B. bei Hitze, Kälte, Nahrungsknappheit) vermehrt Schutzstoffe produzieren, die, von Menschen und anderen Säugetieren konsumiert, förderliche, schützende Effekte hervorrufen. Ein anderer Stoff, bei dem Dr. David A. Sinclair das bewiesen hat, ist das Resveratrol, das u. a. in Weintrauben, Pflaumen und Erdnüssen vorkommt. Es werden anscheinend »Informationen« zwischen verschiedenen Arten übertragen. So kommt es zu einer lebensverlängernden Wirkung von Curcumin und dem enormen Heilpotenzial von Kurkuma: Zellschutz, Entzündungshemmung, Entgiftung, Antioxidativität und Immunstärkung. Zudem wirkt Curcumin neben etwa 100 sogenannten Zellschaltern auf das Protein P53, das bei 50 % aller menschlichen Tumoren mutiert ist. Daher stellt der Verlust der P53-Funktion bei der Entstehung von Krebs einen kritischen Faktor dar. Unter Curcumin-Gabe kann das humane Tumorsuppressionsprotein P53 seine verlorene Fähigkeit wiedererlangen, sich an der Reparatur von DNS-Schäden beteiligen und den programmierten Zelltod (Apoptose) von Tumorzellen induzieren.

Damit Kurkuma uns seine mehr als 200 aktiven Inhaltsstoffe (z. B. die Vitamine B1, B2, B3, B5, B6, B12, Vitamin C, K, A, E, Folsäure und Cholin, die Mineralstoffe Magnesium, Calcium, Phosphor, Kupfer, Zink, Selen und Mangan sowie Curcuminoide, Carotinoide, Carotine, ätherisches Öl und die Cox-2-Hemmer (Entzündungshemmer)) zur Verfügung stellen kann, ist es entscheidend, dass es bestmöglich im Körper aufgenommen wird. Neben der Bioverfügbarkeit, die die Menge an Wirk- und Inhaltsstoffen bezeichnet, die letztlich in der

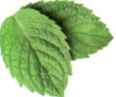

einzelnen Zelle des Menschen ankommen, haben Aufnahmehindernisse wie eine entzündliche Darmerkrankung oder ein sogenanntes Leaky-Gut-Syndrom – ein durchlässiger Darm – einen großen Einfluss. Grundsätzlich kann bei einer oralen Aufnahme immer nur eine maximale Bioverfügbarkeit von 85 % erreicht werden. Die Einnahme über den Magen-Darm-Trakt hat also mindestens einen Verlust von 15 % der Wirk- und Inhaltsstoffe zur Folge.

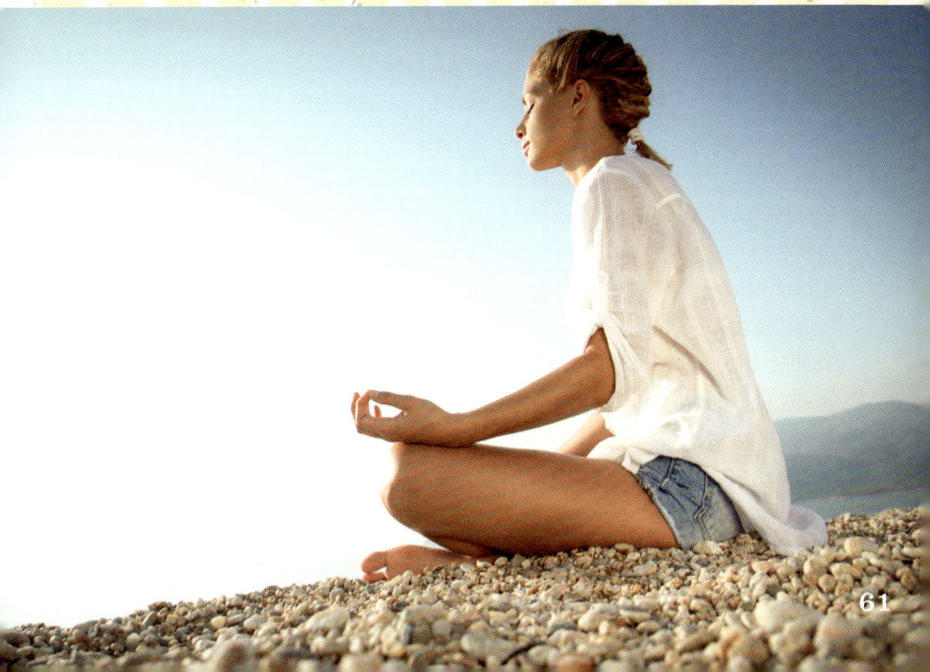

Bekannt wurde mittlerweile, dass die vollständige Kurkuma-Matrix, also die Curcuminoide zusammen mit dem Kurkumapulver etwa zu je 50 %, in der sogenannten PNS-Technologie verwendet werden muss, um überhaupt eine hohe Bioverfügbarkeit zu erreichen. Für die orale Einnahme steht hierzu derzeit nur ein Produkt auf dem deutschen Nahrungsmittelmarkt zur Verfügung: »CURemin-Actif«. International gibt es noch »Cureit« und »Acumin«. Dem gegenüber stehen viele sogenannte Mizellen-Curcuminoide, die den »Tween 80«-Lösungsmittler enthalten, um das Kurkuma bestmöglich aufnehmen zu können. Dieser steht seit Kurzem im Verdacht, krebsauslösend zu wirken, was die Einnahme des antikanzerogen wirkenden Kurkumas in gewisser Weise ad absurdum führt. Hier braucht es die Aufklärung und Information der Konsumenten bzw. Patienten und die Nutzung der verbesserten Technologie, damit gerade in der komplementärmedizinischen Therapie keine negativen Resultate erzielt werden! Auf diesem Feld sind Dr. Bernd-Michael Löffler aus Berlin und sein Institut für mitochondriale Medizin sehr aktiv.

Eine sehr gute, differenziert einzusetzende und zu überwachende Möglichkeit mit einer hohen Bioverfügbarkeit stellen intravenöse Gaben von Curcumin über Infusionen dar. Pioniere in der Pharmazie arbeiten intensiv daran, »Curcumin«-Infusionen zu einer veritablen ergänzenden Therapie bei Chemotherapien oder gar zu einem Ersatz werden zu lassen. Diese Infusionen enthalten keinen pflanzlichen Wirkstoff, der aufgrund seiner Zusammensetzung für Infusionen nicht geeignet und nicht validierbar ist, sondern das zu 100 % reine, synthetisch hergestellte Diferuloylmethan (Curcumin). Dies ist ein vielversprechender Ansatz, dessen Wirksamkeit auch schon in Studien aufgezeigt werden konnte – u.a. eine 60 % höhere Metasta-

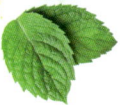

senreduktion und eine erhöhte Überlebensrate durch Senkung der Tumorlast sowie die Remission der Tumore.

Diese Infusionen benötigen ein feines Händchen des Behandlers und eine exakte Beobachtung während der langsamen Verabreichung. Mit der »maintrac-Methode« des Labors Pachmann in Bayreuth steht ein relativ neues Verfahren zur Untersuchung des Blutes zur Verfügung, mit dem man u.a. diese »Curcumin«-Infusionen darauf testen kann, ob und in welchem Ausmaß sie eine Reaktion beim Patienten bewirken. Alles in allem richtungsweisende und spannende Entwicklungen, die nicht nur Kurkuma, sondern auch den Ingwer betreffen. Gern werden heutzutage schon Curcumin-Ingwer-(Shogaol-)Infusionen kombiniert.

Sabine Hauswald im Mai 2019
Heilpraktikerin, Expertin für die Schilddrüse und das Hormonsystem, komplementärmedizinische Begleitung onkologischer Patienten, Autorin der Bücher »Die Schilddrüse – Funktionsstörungen ganzheitlich begegnen«, »Hormone bewegen mein Leben«, »Auch Männer haben Hormone« und »Happy Hormones – Das Hormonbalance-Praxisbuch«

Ich begleite Interessierte und Betroffene einzeln oder in der Gruppe ganzheitlich zurück zu Gesundheit und Lebensqualität. Sie finden meine Angebote und meine Kontaktdaten auf meiner Homepage www.sabinehauswald.de.

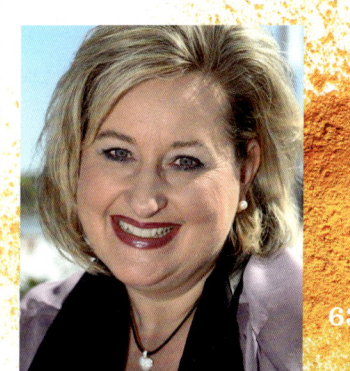

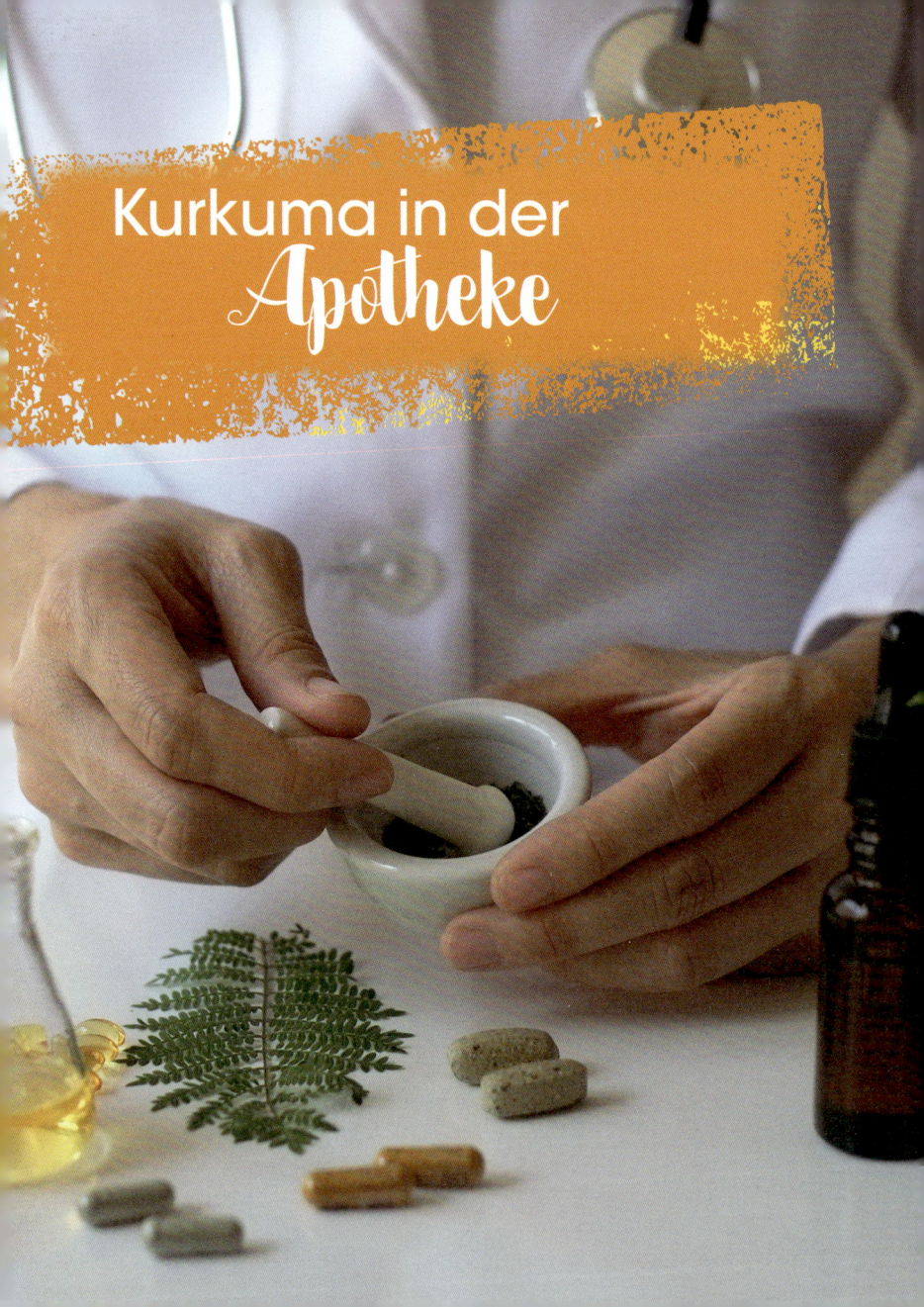

Kurkuma in der
Apotheke

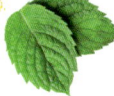

GASTBEITRAG VON APOTHEKER ARMIN HEROLD

Wozu Kurkuma bereits eingesetzt wird, zeigt beeindruckend die folgende Übersicht der Universitätsklinik Freiburg.[*]

Magen-Darm-Erkrankungen
- Verdauungsstörungen
- Gallenblasendysfunktion
- Reizdarm-Syndrom mit Verstopfung

Entzündliche Erkrankungen
- Morbus Crohn
- Colitis
- Ulzeröse Proktitis
- Gallenblasenentzündung
- Magen-Darm-Geschwüre
- Rheumatoide Arthritis
- Arthrose
- entzündliche Pseudotumoren im Auge

Krebserkrankungen
- im Darm
- in der Bauchspeicheldrüse
- in der Brust
- in der Prostata
- Multiples Myelom
- in der Lunge
- im Kopf-Hals-Bereich

---

[*] www.uniklinik-freiburg.de/fileadmin/mediapool/08_institute/rechtsmedizin/pdf/Addenda/2016/Kurkuma_-_Wissenschaftliche_Zusammenfassung_2015.pdf

Hauterkrankungen
- Vitiligo
- Psoriasis

Neurodegenerative Erkrankungen
- Alzheimererkrankung
- Dejerine-Sottas-Syndrom

Kardiovaskuläre Erkrankungen
- Arteriosklerose
- Akutes Koronarsyndrom

Metabolische Erkrankungen
- Diabetes
- Diabetische Nephropathie
- Diabetische Mikroangiopathie

Die »Wunderwurzel« aus Asien ist damit auch in der Apotheke angekommen. Die vielfältigen Einsatzgebiete tragen dazu bei, dass immer mehr Produkte in Form von Nahrungsergänzungsmitteln oder als Indikationspräparate (als Schmerzmittel, Mittel bei Darmproblemen usw.) auf den Markt drängen. Neben reinen Kurkumaprodukten gibt es zahlreiche Kombinationen mit Vitaminen und anderen pflanzlichen Inhaltsstoffen als Pulver, in Kapselform und sogar als Infusionslösung.

Der entscheidende Aspekt bei allen Verwendungen ist die Bioverfügbarkeit der wertvollen Inhaltsstoffe.

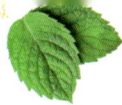

Curcumin z. B. wird nur in sehr geringem Maße durch die Darmschleimhaut aufgenommen. Untersuchungen gehen von 1–1,5 % aus. Durch die Beigabe von Piperin kann dieser Wert enorm gesteigert werden, erreicht aber dennoch lediglich 20–30 % der Wirkstoffmenge.

Andererseits ist Piperin ein Reizstoff und wird von manchem weniger gut vertragen. Daher nutzen einige Hersteller den natürlichen Mechanismus der Mizellierung, um die Aufnahmemenge der wertvollen Inhaltsstoffe zu erhöhen. Während des Verdauungsprozesses entstehen im Darm, vor allem in den oberen Abschnitten des Zwölffingerdarms, mithilfe von Gallensäure, Verdauungsenzymen, Phospholipiden (Lecithin) und den fettlöslichen Nahrungsbestandteilen sogenannte Mischmizellen.

Dies ist erforderlich, weil der menschliche Körper auf Wasserbasis arbeitet. Fettlösliche Stoffe müssen daher erst in eine wasserlösliche Form gebracht werden, um sie aufnehmen zu können. Mischmizellen enthalten neben Fettsäuren und Monoglycerinen auch ätherische Öle aus der Nahrung sowie die fettlöslichen Vitamine D, E, K und A.

Der Prozess der Mizellierung ist stark von der Zusammensetzung der Nahrung abhängig, von der Ausschüttung an Gallensäure, dem pH-Wert des Darms sowie von seiner Bewegung. Ebenso spielt die Zusammensetzung der Darmflora eine Rolle. Somit kann die Verfügbarkeit von fettlöslichen Stoffen aus unserer Nahrung recht stark schwanken. Verwenden wir in unserer Ernährung Lebensmittel, in denen Fette mizelliert vorkommen, kann schon dadurch die Bio-

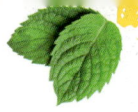

verfügbarkeit angehoben werden. Das bekannteste Mittel dafür ist Milch, egal ob von Kuh, Ziege, Schaf oder Stute. Doch auch die Verwendung von Milch und anderen »Hilfsmitteln« wie schwarzer Pfeffer, Langpfeffer, Zimt und Kardamom führen bei Kurkuma nur zu einer Aufnahme von etwa 30 % der Inhaltsstoffe.

Durch industrielle Verfahren kann der Prozess der Mizellierung vorweggenommen werden. Fettlösliche Stoffe wie Q10, Curcumin, Vitamin A und E können mithilfe von Emulgatoren in kleinste wasserlösliche Tröpfchen verwandelt werden. Dadurch wird eine Bioverfügbarkeit erreicht, die weit über der normalen Verdauungsleistung liegt.

Bei Vitamin E sind es bis zu 95 %, beim Curcumin konnte durch solche Verfahren die Verfügbarkeit auf 45–50 % angehoben werden. Der Vorteil ist, dass wir weniger Substanz zuführen müssen, um die gleichen oder sogar bessere biologische Effekte auf der Zellebene zu erzielen. Und weniger Ausgangsstoffe führen zu einer geringeren Belastung unseres Körpers: Es muss weniger Energie für die Verdauung aufgewendet werden, die Nahrungsmenge und damit auch alles, was darin für uns weniger geeignet ist, kann reduziert werden. Die Kalorienzufuhr sinkt.

Für die Herstellung der »künstlichen Mizellen« werden sehr unterschiedliche Stoffe verwendet. Einer der bekanntesten ist Lecithin. Das ist ein Sammelbegriff für eine ganze Stoffklasse, die Phospholipide. Diese kommen in allen höheren Lebensformen vor, lediglich Bakterien und Viren bilden keine. Sie sind Bestandteil von Zellmembranen und Zellorganellen wie den Mitochondrien. Phospholipide

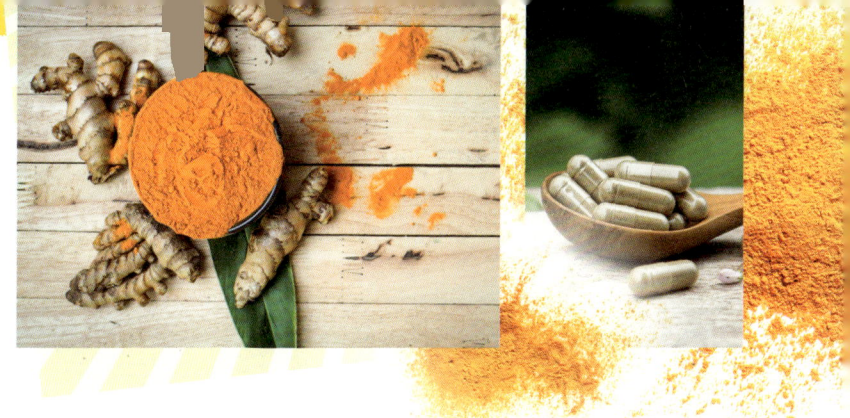

sind eine Kombination aus Glycerin (ein Zuckeralkohol, Bestandteil unserer Nahrungsfette), zwei Fettsäuren (diese können sehr unterschiedlich sein und bestimmen damit wesentlich die Eigenschaften des jeweiligen Lecithins) und einem Phosphorsäurerest, der zusätzlich mit Cholin (ein einfacher Aminoalkohol bzw. eine quartäre Aminoverbindung) verbunden ist.

Doch gerade bei Curcumin hat sich dieses Verfahren weniger bewährt, weshalb einige Hersteller als Emulgator Polysorbat 80 verwenden. Polysorbate sind künstliche Emulgatoren, die bei Zersetzung zu Sorbitol und Ethylenoxid abgebaut werden können. Ethylenoxid ist ein stark alkylierender Stoff, vor allem für die Erbinformation der DNS, und wird industriell zur Sterilisation schwer zugänglicher Materialien und Gerätschaften verwendet, z. B. Verbandstoffe und komplizierte medizinische Geräte wie Herzschrittmacher. Aufgrund dieser zersetzenden Wirkung ist der Einsatz von Polysorbaten für die innerliche Anwendung durchaus umstritten. Persönlich achte ich darauf, dass dieser Emulgator nicht in meiner Nahrung enthalten ist.

Eine Alternative zum Polysorbat wurde erst vor wenigen Jahren entdeckt: Emulgatoren, die aus Saccharosemolekülen (Oligosacchariden) bestehen und aus Stärken gewonnen werden. Oligosaccharide mit einer bestimmten Anzahl von Molekülen bezeichnet man auch als Dextrine. Diese können zu einem dreidimensionalen Ring verbunden werden, der, je nach Molekülgröße, fettlösliche Moleküle einschließt, sodass diese wasserlöslich werden. Cyclodextrine kann unser Körper über die normalen Wege verstoffwechseln, sodass am Ende nur eine Zuckerform übrig bleibt. Beim Curcumin wird dieses Verfahren von wenigen Herstellern unter Einsatz von gamma-Cyclodextrin angewendet. Die biologische Verfügbarkeit konnte damit auf nahezu 50 % erhöht werden. Wenn Sie Curcumin und andere bereits mizellierte Produkte kaufen, achten Sie bitte auf die verwendeten Emulgatoren. Ihre Gesundheit dankt es Ihnen.

Armin Herold,
Jahrgang 1964, Mitautor des Hormonbuchs für Männer »Auch Männer haben Hormone«, ganzheitlich arbeitender Apotheker mit den Schwerpunkten Nahrungsoptimierung und Nahrungsergänzung sowie ganzheitliche Gesundheitsberatung mit dem Fokus, Krankheit als Chance zu sehen

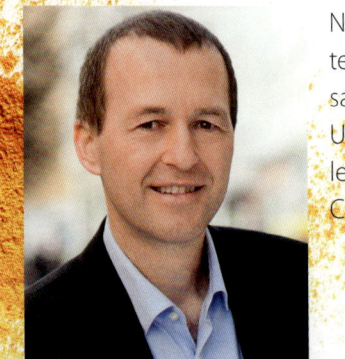

Neben einem individuellen Arzneimittelcheck und daraus resultierenden Ansatzpunkten begleite ich Sie bei der Umsetzung Ihrer gesundheitlichen Ziele mittels Anleitung und persönlichem Coaching.

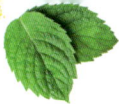

Als ganzheitlich denkender und handelnder Apotheker unterstütze ich Sie dabei, so wenig Arzneimittel wie nur möglich zu verwenden und Ihre natürliche Regulationsfähigkeit aufzubauen, wiederherzustellen oder auf hohem Niveau zu erhalten.

Wenn Sie mehr über Bioverfügbarkeit und Produkte, die diese steigern, erfahren möchten, kontaktieren Sie mich mit dem Stichwort »Bioverfügbarkeit« unter: buero@armin-herold.eu.

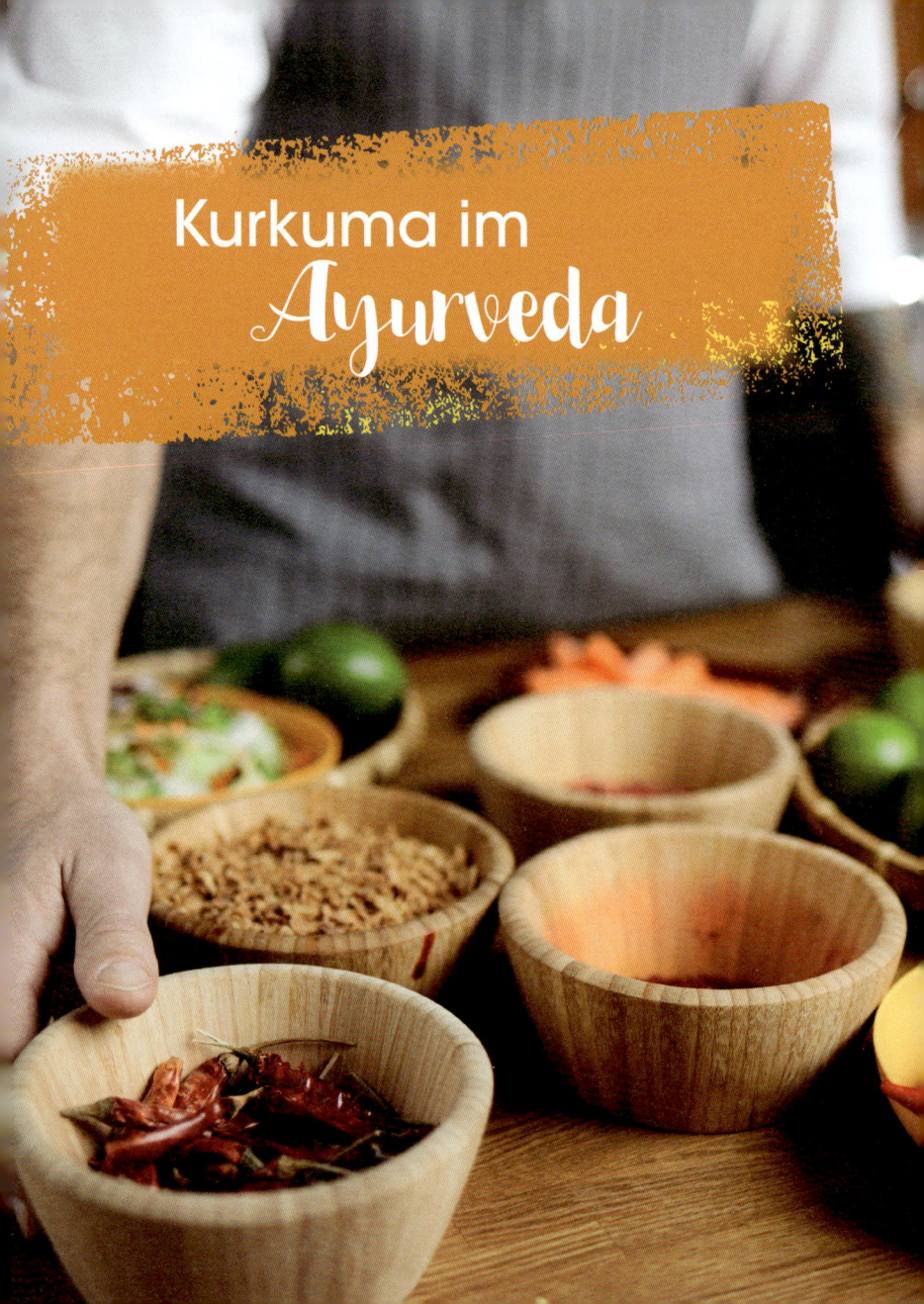

Kurkuma im
Ayurveda

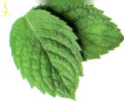

Gastbeitrag von Ayurveda-Koch Harald Schmitz

Was ist Ayurveda? Das Wort bedeutet »die Weisheit vom gesunden Leben«. Harmonie und Ausgeglichenheit sind das Ziel dieser indischen Gesundheitslehre. Die ersten schriftlichen Aufzeichnungen wurden bereits vor mehr als 3 000 Jahren in Sanskrit verfasst.

Ayurveda beschäftigt sich mit den Grundlagen zur Erhaltung der Gesundheit sowie der Stärkung des Immunsystems und begleitet uns auf natürliche Weise auf dem Weg des Älterwerdens. Auch den Gesundheitssystemen der Ägypter, Griechen und Perser liegt das Wissen von Ayurveda zugrunde. Ayurveda ist ein ganzheitliches System, das Körper, Seele und Geist miteinander verbindet. Krankheit entsteht nach seiner Auffassung durch eine Unausgeglichenheit dieser Faktoren.

Mithilfe sanfter vorbeugender Maßnahmen wie Massagen, Meditation sowie Yoga im Einklang mit einer ausgewogenen Ernährung hilft Ayurveda, Gesundheit, Vitalität und Lebensfreude bis ins hohe Alter zu bewahren. In Indien ist Ayurveda als Naturheilkunde fest in der Kultur verankert – ein jahrtausendealtes Heilsystem, das auf einer 5-Elemente-Lehre basiert. Es ist das älteste Gesundheitssystem der Welt, und es arbeitet präventiv und kurativ.

Es gibt zahlreiche Überlieferungen aus einer Zeit, die für uns gar nicht greifbar ist. Historiker haben in unzähligen Symposien versucht, anhand von Ausgrabungen und anderen Belegen die Lebensspannen bedeutender Maharadschas dieser Zeit herauszufinden und damit Ayurveda und seinen Ursprung zu datieren. Es wird seit mindestens 5 000 Jahren und womöglich noch länger praktiziert.

Damals wie auch heute glaubt man in Indien an Gottheiten, und die Geschichte besagt, dass Dhanvantaria der Heiler der Götter war und ewiges Leben geben konnte. In einer Hand hält er einen mit Amrita gefüllten Topf, dem Nektar der Unsterblichkeit. Diesen Nektar gab er an gewisse Pflanzen ab, die dadurch zu Heilpflanzen wurden. Kurkuma, auch Turmeric oder Gelbwurz genannt, war eine davon – und zwar eine, die ungewöhnlich viel von diesem Nektar abbekommen hat!

Innerhalb des Füllhorns von Heilpflanzen besitzen nur wenige ein so breites Spektrum an Qualitäten und medizinischen Anwendungen wie Kurkuma. In unzähligen Jahrhunderten haben viele verschiedene Kulturen diese wunderbare, vielseitige Wurzel verwendet, um eine Vielzahl von Krankheiten und Beschwerden zu behandeln. Die bekannteste medizinische Wirkung von Kurkuma ist die Verwendung als stark entzündungshemmendes Mittel, dessen Wirksamkeit mit pharmazeutischen Arzneimitteln vergleichbar ist. Es wirkt jedoch auch schmerzstillend, antibakteriell, antitumorös, antiallergisch, antioxidativ, antiseptisch, krampflösend, adstringierend, verdauungsfördernd, diuretisch und anregend. Die moderne Wissenschaft beginnt, die erstaunlichen Heileigenschaften von Kurkuma zu erkennen und zu verstehen, und derzeit wird viel geforscht.

Kurkuma wurde von den Ureinwohnern Indiens viel umfangreicher genutzt als heute. Es wurde nicht nur wegen seiner Erhaltungseigenschaften, sondern auch wegen seiner energetischen und spirituellen Eigenschaften hoch geschätzt. Um schlechte Energien aus dem Haus fernzuhalten, streut man noch heute Kurkumapulver auf die Türschwellen. Aber auch, um Räume energetisch zu reinigen, werden Salz, Kurkuma und bestimmte Kräuter aufgestellt oder verbrannt. Andere tragen die getrockneten goldgelben Wurzeln um

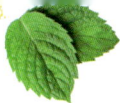

ihren Hals oder am Handgelenk, um sich vor Viren und schlechten Energien zu schützen.

Die Menschen im alten Indien glaubten, dass Kurkuma die Energie der göttlichen Mutter enthielt, half, Wohlstand zu erreichen sowie die Chakras und die Kanäle des feinstofflichen Körpers zu reinigen. Kurkuma wird von den Hindus üblicherweise zu einer Paste verarbeitet und während Pujas (Andachtszeremonien) auf die Stirn (Ajna-Chakra oder Drittes Auge) aufgetragen. Während einer traditionellen indischen Hochzeitszeremonie tragen die Braut und der Bräutigam einander eine Paste aus Kurkuma- und Sandelholzpulver auf die Stirn auf. Einige Frauen verwenden es als Kosmetik, genannt »Kappumanjal«, oder reiben es als Reinigungsmittel über den Körper. Traditionell wurde Kurkuma auch zum Färben der Hochzeitskleidung verwendet.

Im Ayurveda gibt es 46 verschiedene Synonyme für Kurkuma, darunter »Pitta« (»Gelb«), »Gauri« (»Brillant«) und alle Wörter, die auf »Nacht« hinweisen. Dies kommt aus der Tradition, dass verheiratete Frauen abends Kurkuma auf die Wangen auftragen, um sich auf einen Besuch von Lakshmi, der Göttin des Wohlstands, vorzubereiten.

Es gibt zwei Hauptsorten von Kurkuma: eine mit harten, reich gefärbten, ovalen Rhizomen, genannt »Lokahandi Halad«, und eine, die weicher, größer, heller gefärbt ist und lange Rhizome bildet. Diese wird hauptsächlich zum Essen verwendet. Kurkuma wurde für den Menschen wertvoll, als entdeckt wurde, dass das pulverisierte Rhizom die Frische und den Nährwert von Lebensmitteln bewahrt. Es wurde ursprünglich in Currys und anderen Lebensmitteln verwendet, um die Lagerfähigkeit, Schmackhaftigkeit und Haltbarkeit zu verbessern. Aufgrund seiner konservierenden Eigenschaften spielte Kurkuma eine entscheidende Rolle für das Überleben in Südasien und wurde höher geschätzt als Gold und Edelsteine. Kurkuma wurde jedoch schließlich durch billigere, synthetische Konservierungsmittel ersetzt.

Im Ayurveda wird angenommen, dass Kurkuma die drei Doshas (Vata, Pitta und Kapha) ausgleicht. Es wird von ayurvedischen Heilern als Medizin verwendet, die innerlich in Form von frischem Saft, gekochtem Tee, Tinkturen oder Pulver eingenommen wird, und äußerlich in Form von Cremes, Lotionen, Pasten und Salben Anwendung findet.

Es gibt viele alte ayurvedische Formeln, die Kurkuma verwenden. Milch, die mit Kurkuma und Zucker gekocht wurde, war ein beliebtes Erkältungsmittel, und Kurkumasaft wurde verwendet, um Wunden, Prellungen und Blutegelbisse zu heilen. Eine Paste aus Kurkuma, Kalk

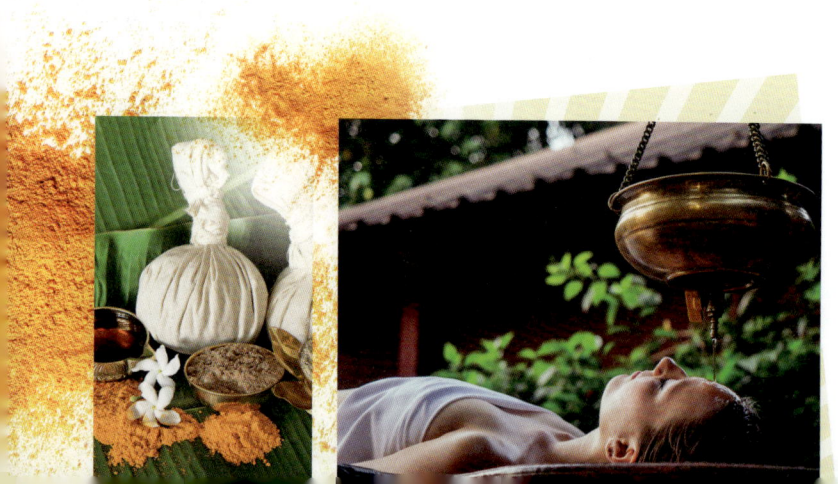

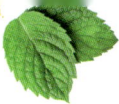

und Salz wurde häufig auf Verstauchungen und entzündete Gelenke aufgetragen. Der Rauch von Kurkuma über verbrannter Holzkohle wurde verwendet, um Skorpionstiche innerhalb weniger Minuten zu lindern.

Das Einatmen der Dämpfe von brennendem Kurkuma wurde häufig auch eingesetzt, um Schleimstoffe freizusetzen und eine sofortige Linderung von Verstopfungen zu erreichen. Die Dämpfe sollten auch bei hysterischen Anfällen helfen. Eine Prise Kurkuma wurde als Insektenschutzmittel in der Küche verstreut. Eine Paste aus Kurkuma allein oder mit Neemblättern wurde bei Ringwurm, Juckreiz, Ekzemen und allen anderen parasitären Hauterkrankungen verwendet. Der »Charakra Samhita«, das älteste und bekannteste Buch der ayurvedischen Heilkunde, besagt im Abschnitt über Therapeutika, dass die Kombination von Kurkuma, schwarzem Pfeffer, Langpfeffer und Ochsengalle ein gängiges Mittel gegen Vergiftung oder Schlangenbisse ist. Dieses Buch bietet auch ein traditionelles Mittel gegen Gelbsucht: Kurkuma, Triphala, Neemrinde, Bala, in Milch gekochtes Süßholz und Ghee. Die Inhalation der Dämpfe von Gerstenpaste und Kurkuma mit Ghee wurde genauso eingesetzt. Hämorrhoiden wurden mit einer Salbe aus Kurkuma, Hanfblättern, Zwiebeln und warmem Senf- oder Leinöl behandelt.

Kurkuma hat Hunderte von molekularen Bestandteilen, von denen jeder verschiedene biologische Aktivitäten aufweist. Es gibt mindestens 20 Moleküle, die antibiotisch wirken, 14 sind bekannte Krebsvorbeugungsmittel, 12 sind antitumorös, 12 entzündungshemmend, und es gibt mindestens 10 verschiedene Antioxidantien.

Eine Wurzel besteht aus 70 % Kohlenhydraten, 7 % Proteinen, 4 % Mineralien und mindestens 4 % ätherischen Ölen. Sie enthält auch

Vitamine und andere Alkaloide und besteht zu etwa 1 % aus Harz. Der Kurkuma-Wirkstoff wird Curcumin genannt. Kurkuma enthält im Rohzustand nur 2–5 % Curcumin, es ist aber die Substanz, die für die biologische Aktivität verantwortlich ist. In Kombination mit schwarzem Pfeffer wirkt Curcumin bis zu 2 000-mal stärker.

Curcumin wird heute als Ergänzungsmittel verkauft und ist die Grundlage der meisten wissenschaftlichen Forschungen zum Kurkuma. Die gesundheitlichen Wirkungen von Curcumin werden am besten als »protektive Eigenschaften« bezeichnet. Die gleichen Komponenten, die das Verderben von Lebensmitteln verhindern, schützen lebende Gewebe vor Degeneration und verlängern so die Lebensdauer unseres Körpers. Klinische und labortechnische Untersuchungen zeigen, dass Nahrungspläne, die Kurkuma oder Curcumin beinhalten, Biomoleküle im Körper auf molekularer Ebene stabilisieren und schützen.

In Indien ist Kurkuma der verbreitetste Entzündungshemmer, und Yogis verwenden es, um Sehnen und Bänder bei ihren Asanas vor Verletzungen zu bewahren.
Es reduziert Schmerzen und Entzündungen, die bei jeder Art von Bewegung oder anstrengender Aktivität auftreten können, auf ein Minimum. Kurkuma, das in den letzten zwei Wochen der Schwangerschaft in warmer Biomilch aufgenommen wurde, hilft, eine einfache Geburt zu beschleunigen und die Gesundheit von Mutter und Kind zu erhöhen.* Es wird im Ayurveda manchmal bei der natürlichen Geburt zur Schmerzlinderung verwendet.

* Die westliche Forschung rät hingegen während Schwangerschaft und Stillzeit von der Einnahme von Kurkuma ab.

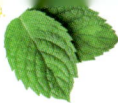

Kurkuma unterstützt zudem das gesamte Magen-Darm-System, indem es die Darmflora aufbaut und eine gesunde Verdauung erzeugt. Es wird traditionell bei schwachem Magen, schlechter Verdauung, Dyspepsie, Parasiten, Bauchkrämpfen, zur Normalisierung des Stoffwechsels, zur besseren Verdauung von Eiweiß und zum Abbau von Fetten, zur Steigerung der Resorption und der Wirkung der Magensäure verwendet. Dem Ayurveda zufolge sind Pflanzen, die die Verdauung regulieren, oft die wichtigsten Kräuter, da die Verdauung die Grundlage für die geistige und körperliche Gesundheit ist. Eine weitere wichtige Anwendung im Ayurveda ist die Unterstützung des Atmungssystems. Als Antioxidationsmittel schützt Kurkuma die Lunge vor Verschmutzung und Giftstoffen.

Die moderne Wissenschaft hat erkannt, wie wichtig Kurkuma bzw. Curcumin bei der Behandlung moderner Krankheiten ist. Es wurde viel Forschung über die verschiedenen Wirkungen von Curcumin im Körper durchgeführt – am intensivsten über die auf Krebs.

Kurkuma hat offensichtlich den Test der Zeit bestanden. Es wird seit Jahrhunderten als Heilmittel eingesetzt und ist bis heute eine der wichtigsten Heilpflanzen zur Prävention schwerer Krankheiten, aber auch alltäglicher Leiden. Es wird zurzeit viel geforscht, um wissenschaftlich zu beweisen, was die alten Inder seit Jahrhunderten wissen: Kurkuma ist eine der mächtigsten Heilpflanzen unserer Erde!

Hier sind zwei meiner Lieblingsrezepte, damit Sie gleich selbst feststellen können, wie gut Ayurveda und Kurkuma Ihnen tun.

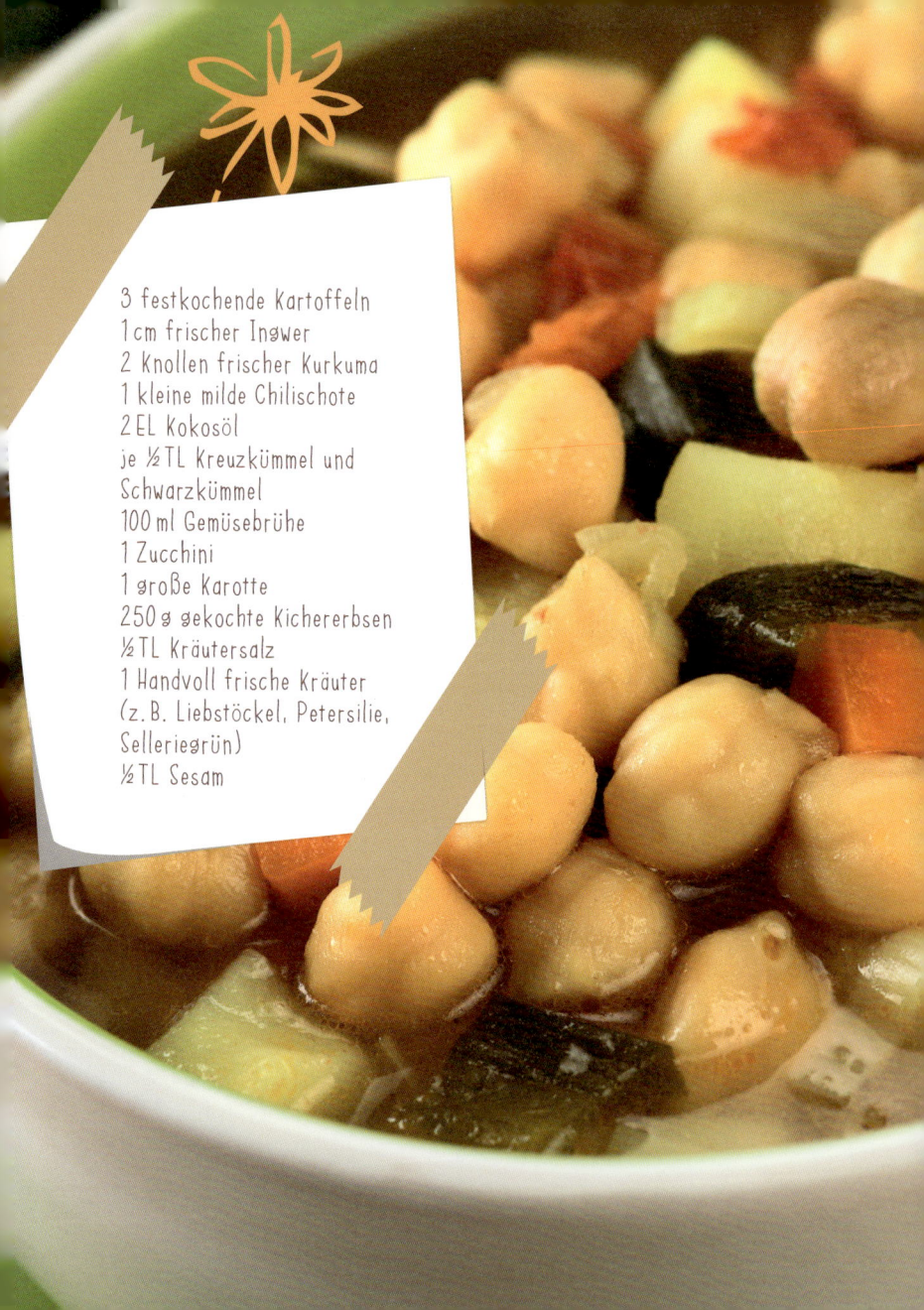

3 festkochende Kartoffeln
1 cm frischer Ingwer
2 Knollen frischer Kurkuma
1 kleine milde Chilischote
2 EL Kokosöl
je ½ TL Kreuzkümmel und
Schwarzkümmel
100 ml Gemüsebrühe
1 Zucchini
1 große Karotte
250 g gekochte Kichererbsen
½ TL Kräutersalz
1 Handvoll frische Kräuter
(z. B. Liebstöckel, Petersilie,
Selleriegrün)
½ TL Sesam

Kurkuma-Kartoffel-Gemüse mit Kichererbsen (vegan)

Die Kartoffeln gut bürsten und in Würfel schneiden. Ingwer und Kurkuma dünn schälen und mit der Chilischote fein hacken. In einer Pfanne das Kokosöl erhitzen, Kreuz- und Schwarzkümmel darin leicht anrösten. Kartoffeln, Ingwer, Kurkuma und Chili hinzugeben und alles mit Brühe auffüllen. Zugedeckt 5 Minuten köcheln lassen. Die Zucchini klein schneiden. Die Karotte auf einer Küchenreibe grob reiben. Beides mit den Kichererbsen und dem Kräutersalz den Kartoffeln zufügen und ohne Deckel weiter köcheln lassen, bis das Gemüse gar ist. Mit gehackten Kräutern und Sesam dekoriert servieren.

Dazu passen sehr gut Buchweizen-Blinis und ein Kräuter-Joghurt-Dip.

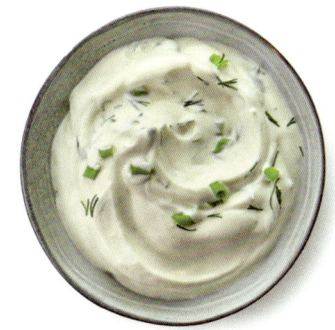

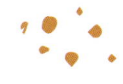

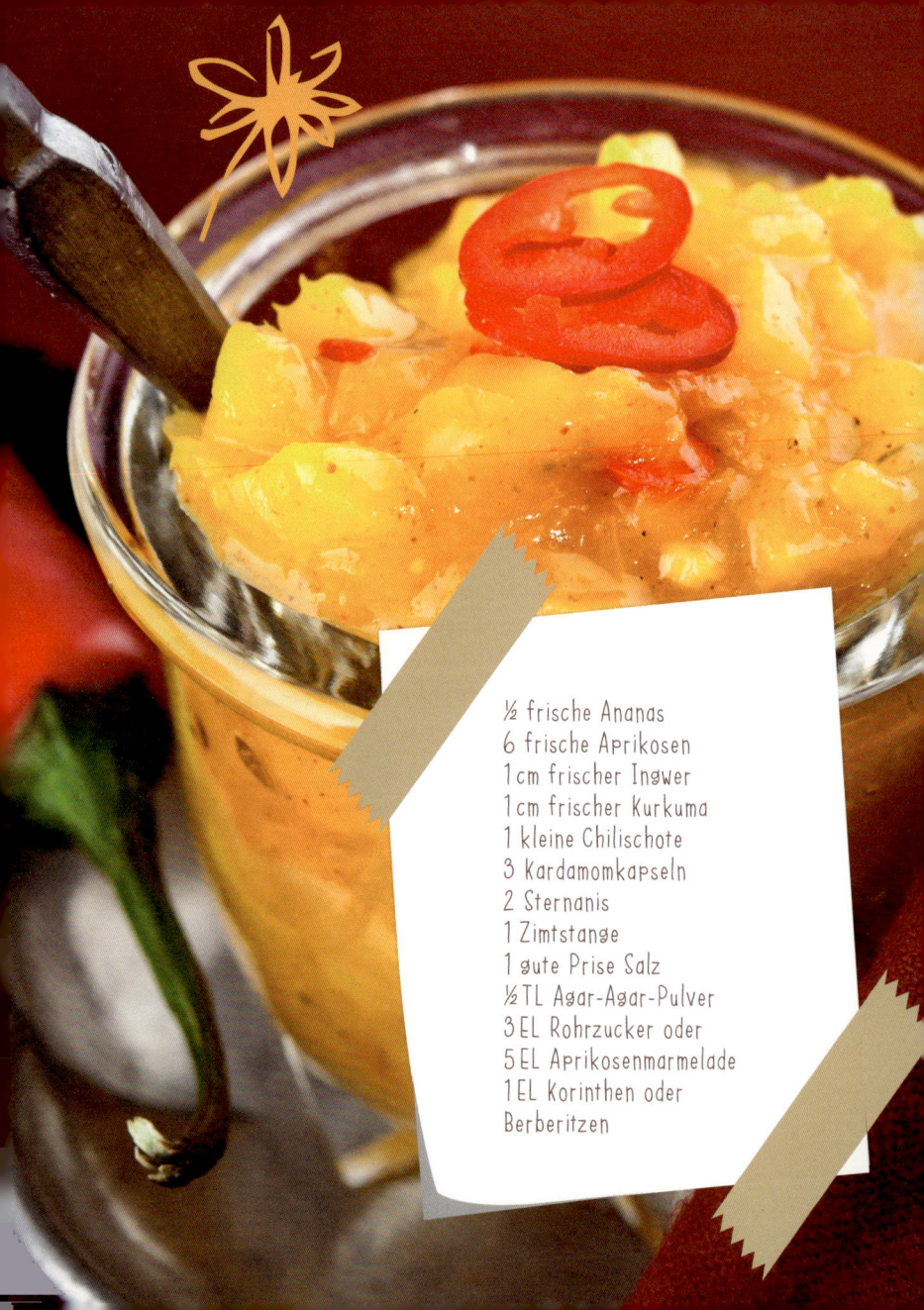

½ frische Ananas
6 frische Aprikosen
1 cm frischer Ingwer
1 cm frischer Kurkuma
1 kleine Chilischote
3 Kardamomkapseln
2 Sternanis
1 Zimtstange
1 gute Prise Salz
½ TL Agar-Agar-Pulver
3 EL Rohrzucker oder
5 EL Aprikosenmarmelade
1 EL Korinthen oder
Berberitzen

Ananas-Aprikosen-Chutney mit Kurkuma (Vegan)

Die Ananas schälen und in kleine Würfel schneiden. Die Aprikosen entkernen und würfeln. Ingwer und Kurkuma schälen und mit der Chilischote sehr fein hacken. Sämtliche Gewürze in 250 ml Wasser (oder Apfelsaft) aufkochen. Ananas, Aprikosen, Agar-Agar, Zucker oder Aprikosenmarmelade hinzugeben und 10–15 Minuten köcheln lassen. Zum Schluss die Korinthen oder Berberitzen zugeben. Alles in Schälchen oder Gläser abfüllen und abkühlen lassen.

AUS DER ALTEN INDISCHEN KÜCHENPHILOSOPHIE:

»Ein gutes Chutney sollte so scharf sein, dass man es kaum essen kann, aber so süß, dass man ihm nicht widersteht.«

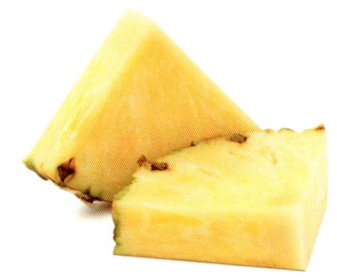

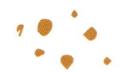

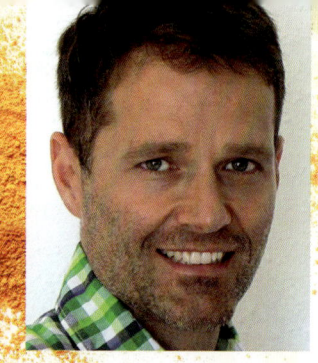

Harald Schmitz

Als ausgebildeter Koch habe ich 10 Jahre in der europäischen Gastronomie gearbeitet, u.a. in Hotels und Restaurants in St. Moritz, Klosters und Paris. 1993 machte ich mich mit Caterings und Kochseminaren selbstständig. Über die Meditation lernte ich Ayurveda kennen und schätzen. 1995 begann meine Weiterbildung bei diversen ayurvedischen Meistern in Europa, New York und Indien in ayurvedischer Ernährung, Massage, Yoga und Meditation. Meine Überzeugung ist, dass Gesundheit und auch Schönheit im Inneren eines jeden Menschen verwurzelt sind. Meine Aufgabe sehe ich darin, meine Erkenntnisse und Erfahrungen mit anderen zu teilen, praktische Anleitung zu geben und die Menschen zu inspirieren. In meinen Seminaren lernen sie, im Einklang mit sich und der Umwelt zu leben, und verstehen die Ursachen von Gesundheit und Krankheit. Außerdem gebe ich gern die Kunst der ayurvedischen Küche sowie zahlreiche wertvolle Tipps für den Alltag weiter.

Bei Interesse an meinem Kursangebot, besuchen Sie meine Homepage: www.ayurvedabarcelona.wixsite.com/salud-y-bienestar

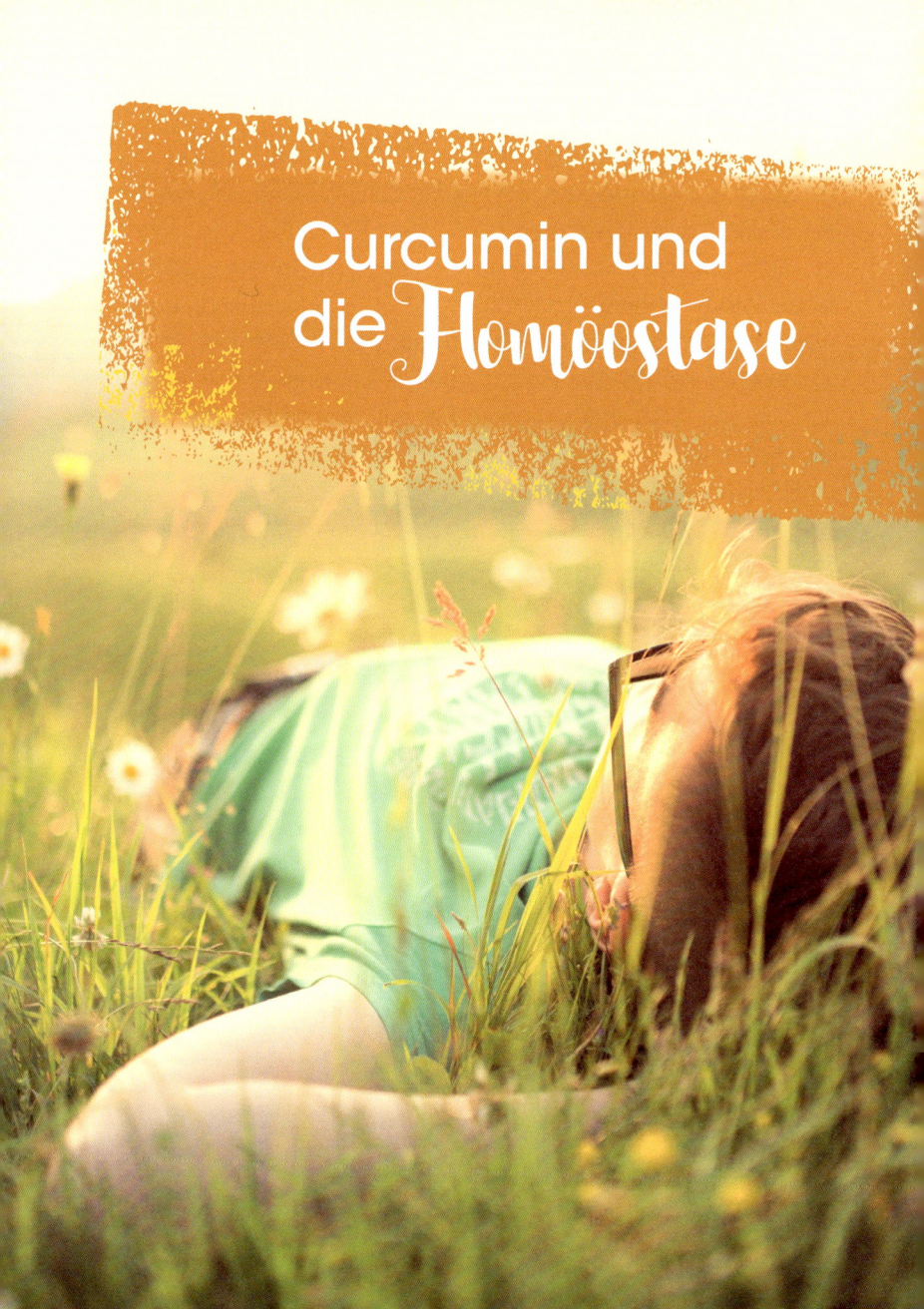

Curcumin und die Homöostase

GASTBEITRAG VON DR. OLIVIER WENKER, INTEGRATIVER MEDIZINER

Curcumin ist eine Substanz, die aus der *Curcuma-longa*-Pflanze aus der Ingwerfamilie gewonnen wird. Das gelbe Pulver wird schon seit Jahrhunderten, wenn nicht Jahrtausenden in der ayurvedischen Medizin gebraucht. Dort heißt diese Substanz »Haridra« oder »Varavarṇinī« in Sanskrit, »Haldī« in Hindi. Das Problem mit diesem Superextrakt ist, dass die Bioverfügbarkeit bei einer Aufnahme mit der Nahrung leider sehr gering ist. Das hat dazu geführt, dass viele verschiedene Formulierungen hergestellt wurden, die die Aufnahme und Verfügbarkeit im Körper erhöhen sollen.[*] Es ist z. B. bekannt, dass sich, wenn man Curcumin zusammen mit schwarzem Pfeffer, der die Substanz Piperin enthält, zu sich nimmt, die Aufnahme in den Körper, also die Bioverfügbarkeit, um das bis zu 200-Fache oder mehr erhöht.[**] Die geringe Bioverfügbarkeit hat verschiedene Ursachen, etwa den schnellen Abbau in der Darmwand, den schlechten Transport durch die Darmwand, einen extrem starken Abbau in der Leber sowie den Zerfall in verschiedene Metaboliten im Körpergewebe.

Interessant ist jedoch, dass Curcumin selbst anderen Pflanzensubstanzen helfen kann, besser aufgenommen zu werden. Dies ist der Grund, warum man z. B. Curcumin mit Cannabidiol vom Hanf (CBD) kombiniert, um die geringe Bioverfügbarkeit des CBDs zu erhöhen. Ich persönlich füge immer Curcumin und Öle wie Hanf-, Avocado- oder Olivenöl zum CBD-Pulver hinzu, um so einen höheren

---

[*] Anand P, Kunnumakkara AB, Newman RA, Aggarwal BB: Bioavailability of curcumin: problems and promises. Mol Pharm. 2007 Nov-Dec;4(6): 807-18.

[**] Shoba G, Joy D, Joseph T, Majeed M, Rajendran R, Srinivas PS: Influence of piperine on the pharmacokinetics of curcumin in animals and human volunteers. Planta Med. 1998 May;64(4):353-6; Suresh D, Srinivasan K: Tissue distribution & elimination of capsaicin, piperine & curcumin following oral intake in rats. Indian J Med Res. 2010 May;131: 682-91.

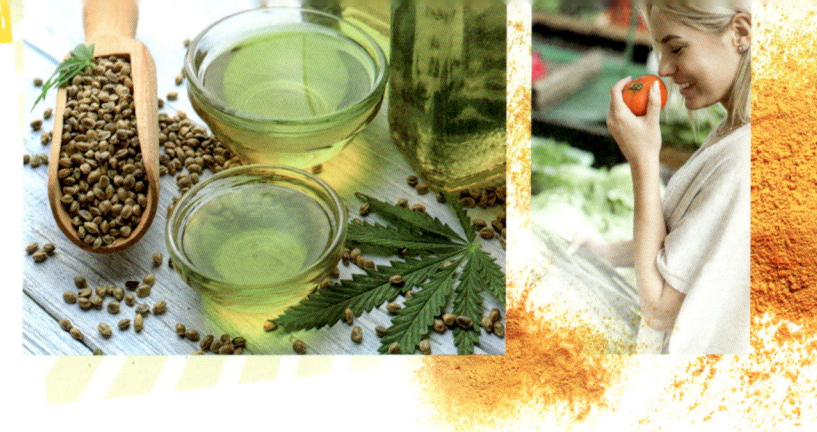

CBD-Blutspiegel zu erhalten. Wenn man schwarzen Pfeffer dazugeben möchte, muss beachtet werden, dass nur das Gewürz selbst, nicht aber das ätherische Öl vom schwarzen Pfeffer genutzt werden sollte. Das Piperin geht nämlich im Destillationsprozess verloren.

Unser Körper wurde so geschaffen, dass er mit Substanzen von verschiedenen Pflanzen zusammenarbeiten kann. Darum haben wir auch unzählige Rezeptoren, die für die Homöostase wichtig sind. Die Homöostase ist die Ausgeglichenheit verschiedener Organsysteme und Zellen. Ein zentrales System in unserem Körper ist das sogenannte endocannabinoide System, das Rezeptoren im ganzen Körper hat. Es wurde so genannt, nachdem man in den 1990er-Jahren die Hanfpflanze (Cannabis, was heutzutage leider oft fälscherweise mit Marihuana gleichgestellt wird) untersuchte und Rezeptoren im Körper fand, an die sich sowohl das nichtpsychoaktive Hanf als auch Marihuana binden. Die Forscher haben aber nicht sofort realisiert, dass auch andere Pflanzensubstanzen, z. B. Curcumin, und sogar Substanzen, die in unserem eigenen Körper hergestellt werden, sogenannte Endocannabinoide, ebenfalls an diese Rezeptoren andocken.

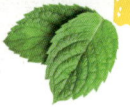

Heutzutage fängt man erst an, zu verstehen, wie kompliziert dieses System ist. Und darum ist es so wichtig, dass man Superpflanzen wie Kurkuma und Hanf zu sich nimmt. Alle diese Superpflanzen sind hier, um unseren Körper in der Homöostase zu unterstützen.

Dr. Olivier Wenker

ganzheitlicher Arzt, Professor für biomedizinische Informatik an der University of Texas und Mitgründer der »BioCode Academy«

Der Wissenschaftler und Arzt erkrankte selbst schwer und konnte durch drastische Veränderungen des Lebenswandels und sorgfältig ausgewählte Naturmedizin genesen. Heute hilft er anderen Menschen, die Kenntnisse zu erlangen, wie sie ihre Gesundheit und ihr körperliches, emotionales und mentales Wohlbefinden durch einen ganzheitlichen Lebensstil erhalten können. Dazu gehören für ihn vor allem Bewegung, die Vermeidung von Giftstoffen im Alltag, eine gezielte Nährstoffergänzung sowie eine gesunde, ausgewogene Ernährung.

www.biocodeacademy.com

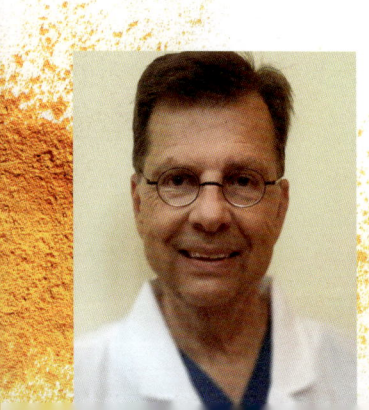

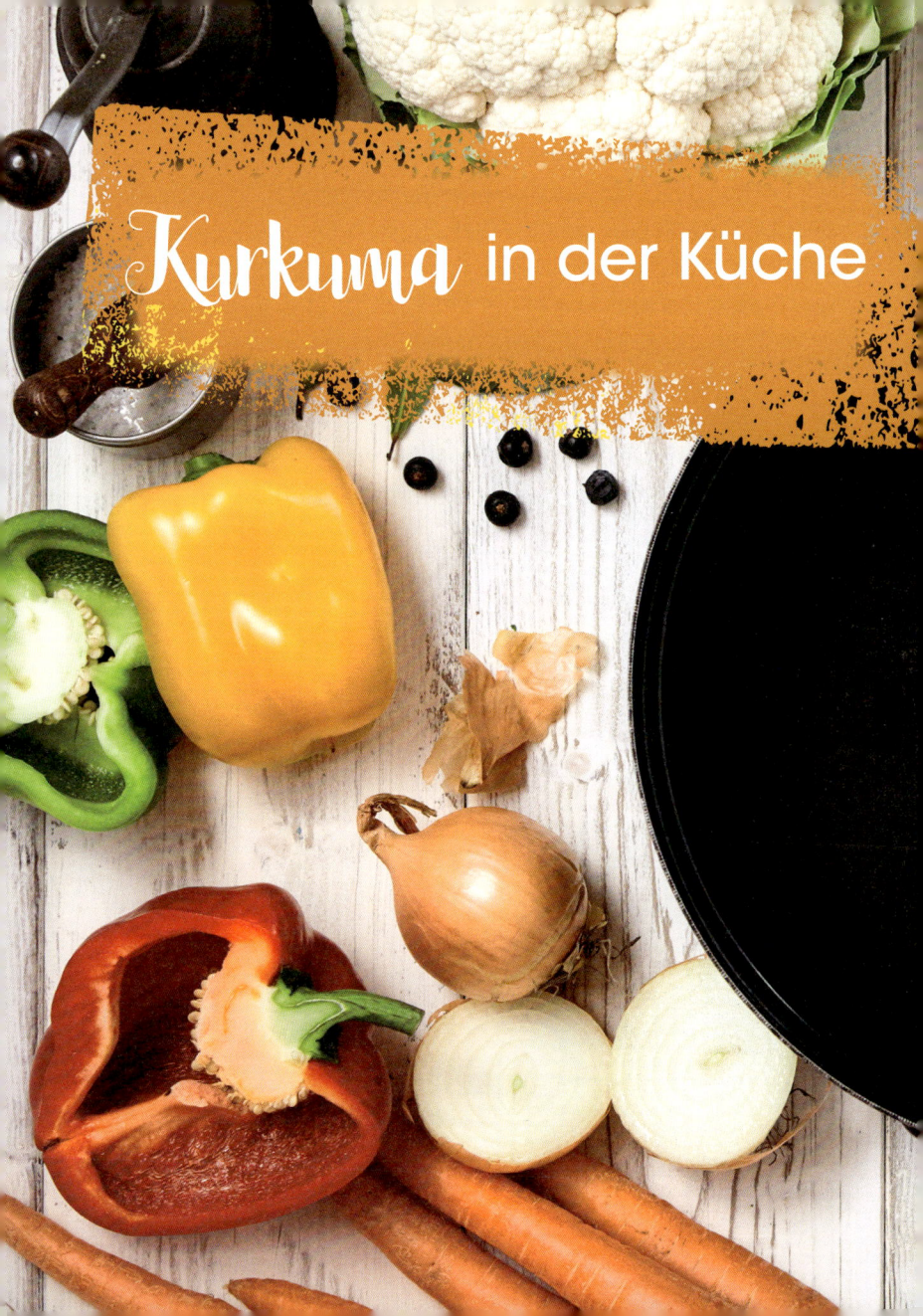

Kurkuma in der Küche

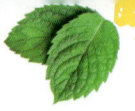

Iss jeden Tag einen Regenbogen!« – Diesen Ausspruch habe ich auf einem Kongress über Autoimmunerkrankungen von Umweltmediziner Dr. Klaus Runow gehört. Frisch zubereitetes und farbenfrohes Essen erfreut täglich unsere Zellen! Im Kochtopf dürfen wir es also ruhig »bunt treiben«. Je schöner, farbenfroher und ansprechender unser Essen zubereitet ist, desto besser ist es für uns. Auch die Bewohner der japanischen Insel Okinawa, bekannt als die »Insel der 100-Jährigen«, legen sehr großen Wert auf die Farben im Essen. Der Volksmund sagt ja auch: »Das Auge isst mit.« Schon beim Anschauen des Gerichts werden im Gehirn und im Verdauungssystem Prozesse angeregt, die gut für den ganzen Körper sind.

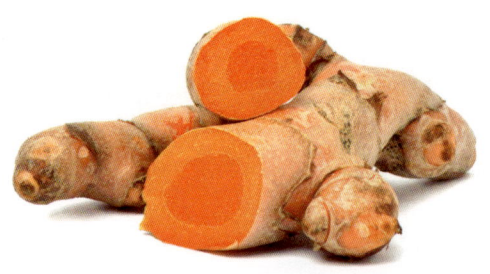

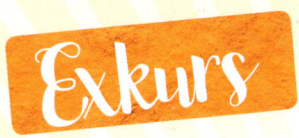
Exkurs

Die Farben und ihre Wirkung

Wir können die Farben Gemüsen und Früchten, Kräutern und Gewürzen zuordnen. Wenn wir im Jahresverlauf saisonal kochen, stellen wir fest, dass die Natur für uns zu jeder Zeit alle Farben bereithält. Im Frühjahr sehnen wir uns nach einem langen Winter nach frischen Kräutern, knackigem Grün oder dem weißen, reinigenden Spargel. Wenn das Jahr zur Neige geht und es neblig und trüb ist, hebt eine satt orangefarbene Kürbissuppe die Stimmung.

- **Rot:** erdend, Energie gebend
  Tomate, rote Paprika, rote Chili, Rote Bete, Erdbeere, Wassermelone
- **Orange:** anregend, appetitanregend, vermittelt Exotik und Genuss
  Karotte, Kürbis, Mandarine, Orange, Physalis, Aprikose
- **Gelb:** stimmungsaufhellend, konzentrationssteigernd
  Ananas, Mango, Zitrone, Mais, gelbe Paprika, Kurkuma
- **Grün:** ausgleichend, vitalisierend
  Brokkoli, Bohne, Spinat, Mangold, Bärlauch, Salate, Kräuter
- **Blau/Violett:** entspannend, beruhigend
  Aubergine, Blaukraut, Heidelbeere, Holunder, Pflaume, Weintraube
- **Weiß:** reinigend, klärend
  Spargel, Blumenkohl, Zwiebel, Knoblauch, Rettich, Yamswurzel
- **Braun:** erdend, vermittelt Geborgenheit
- Kartoffel, Nüsse, Kakao, Zimt

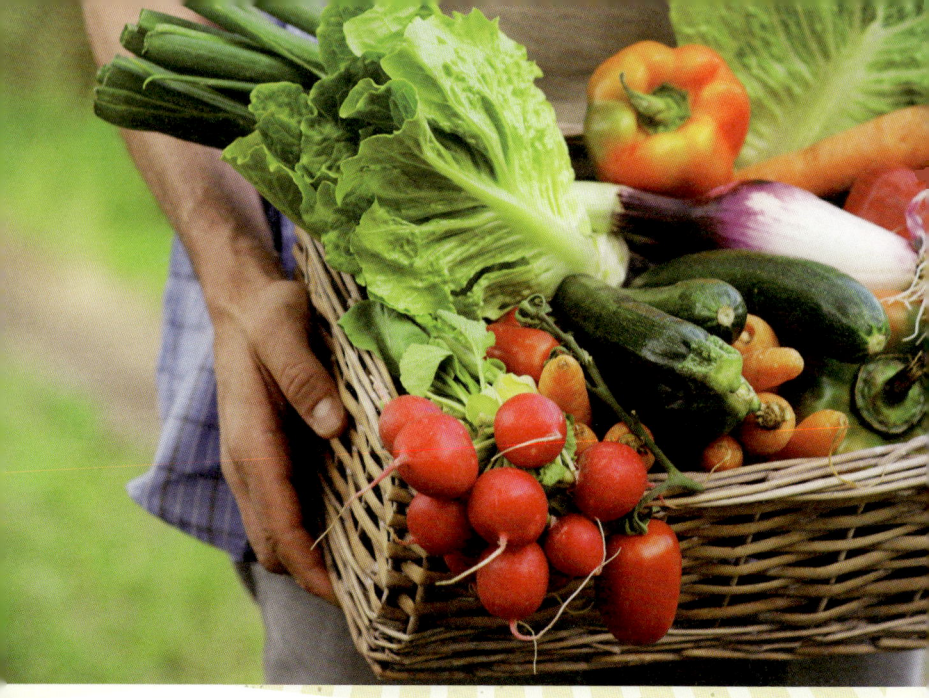

Natürlich gibt es zu jeder Farbe noch mehr Früchte und Gemüse. Diese Auflistung soll nur eine Anregung sein. Wenn Sie farbenfroh kochen, ist das ein Labsal für die Augen. Sie füllen nicht nur den Magen, sondern nähren auch die Chakras, Ihre feinstofflichen Energieräder. Sie fühlen sich glücklich, genährt und zufrieden.

Frisches Obst und Gemüse, das biologisch und ohne Chemikalien achtsam aufgezogen wurde, hat auch eine andere »Strahlkraft«. Es sendet nämlich Biophotonen aus, die uns auf allen Ebenen nähren. Am schönsten ist es natürlich, wenn man die Möglichkeit hat, selbst Gemüse anzubauen. Pflanzen selbst zu ziehen, zu hegen und zu pflegen und schließlich zu ernten, bewirkt eine ganz andere Wertschätzung den Lebensmitteln gegenüber, als wenn man sie aus dem Supermarkt holt. Dort wird heutzutage leider vor allem Einheitsgemüse und -obst verkauft. Es soll nicht so schnell verderben, robust genug sein, um die zum Teil langen Transportwege zu überstehen, und optisch ansprechend sein. Der Nährstoffgehalt und der Geschmack sind nicht so wichtig. In China und Indien wird die Optik teilweise sogar mit chemischen Mitteln »getunt«. Das Gemüse wird in Farbbäder getaucht und mit Silikonspray behandelt, um es optisch aufzufrischen. Außerdem wird Gemüse am Strauch ein Wachstumshormon gespritzt, damit es schneller die gewünschte Größe erreicht.* Heutzutage kommt unser Essen aus der ganzen Welt, und wir haben nicht den Überblick, wie anderswo die Rohstoffe behandelt werden.

Angesichts dieser Umstände wird es immer wichtiger, Möglichkeiten zu finden, direkt vom Erzeuger zu kaufen. Auf Märkten, beim Biobauern oder in solidarischen Landwirtschaftsbetrieben findet man oft noch unterschiedliche und alte Sorten z. B. von Tomate, Paprika, Zucchini, Kartoffel, die den Gaumen mit ihren vielfältigen und feinen Aromen erfreuen.

---

* Mehr zu diesem Thema finden Sie auf www.netzfrauen.org/2016/10/01/china-2/

Farben und Düfte gehören zusammen. Da liegt es auf der Hand, auch einmal ätherische Öle im Essen auszuprobieren. Seit 2013 beschäftige ich mich intensiv mit ätherischen Ölen, und sie haben eine Eigendynamik in unserem Familienleben entwickelt. Daher verfeinere ich auch meine Gerichte damit. In den folgenden Rezepten gebe ich optional ätherische Öle an, mit denen sie verfeinert werden können.

Bei Lebensmitteln sollten Sie darauf achten:
• so frisch wie möglich,
• so viel selbst zubereitet wie möglich,
• so ökologisch und regional wie möglich,
• vegetarisch oder vegan.

Natürlich sollte daraus kein Dogmatismus werden. Und sich ab und zu etwas zu gönnen, was diesen Kriterien widerspricht, darf schon sein. Essen soll ja auch Spaß machen. Wenn Sie aber doch einmal tierische Produkte verwenden, achten Sie darauf, dass die Tiere ein artgerechtes Leben führen konnten. Leider ist das neue Label »Tierwohl«, das einige Supermarktketten zusammen kreiert haben, kein Maßstab, sondern Augenwischerei. Und auch die EU-Bionorm schreibt eher das Minimum an verantwortungsvollem Handeln vor. Die bekannten Biozertifikate wie »Bioland«, »Naturland« und »Demeter« haben deutlich strengere Richtlinien. Idealerweise können Sie den Hof, von dem die Tiere stammen, persönlich in Augenschein nehmen.

Schon der griechische Arzt Hippokrates hat vor über 2 000 Jahren gesagt: »Lasst Nahrung eure Medizin sein und nicht Medizin eure Nahrung.« Wenn Sie in der Küche qualitativ hochwertige Zutaten

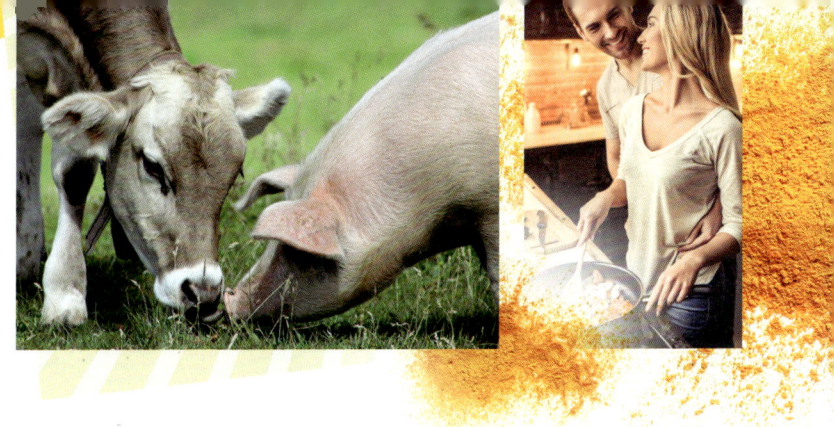

und Gewürze verwenden, tun Sie sich schon viel Gutes. Und Kurkuma unterstützt den Körper gleich auf vielfache Weise: Er ist förderlich für das Herz, gibt allen Zellen einen Frischekick, unterstützt die Arbeit des Verdauungssystems und stärkt das Immunsystem.

Rezepte

Wenn Sie Kurkuma verarbeiten, empfiehlt es sich, Arbeitswerkzeuge aus Glas, Metall und Porzellan zu benutzen. Auf Holz und Plastik hinterlässt es leicht gelbe Rückstände. Wenn Sie vermeiden möchten, dass Ihre Finger gelb werden, sollten Sie beim Verarbeiten von frischem Kurkuma Handschuhe tragen.

Alle Rezepte sind für 4 Personen kalkuliert.

Wenn ätherische Öle in den Zutaten vorkommen, verwenden Sie bitte nur solche, die für die innere Einnahme als Nahrungsergänzungsmittel zugelassen sind.

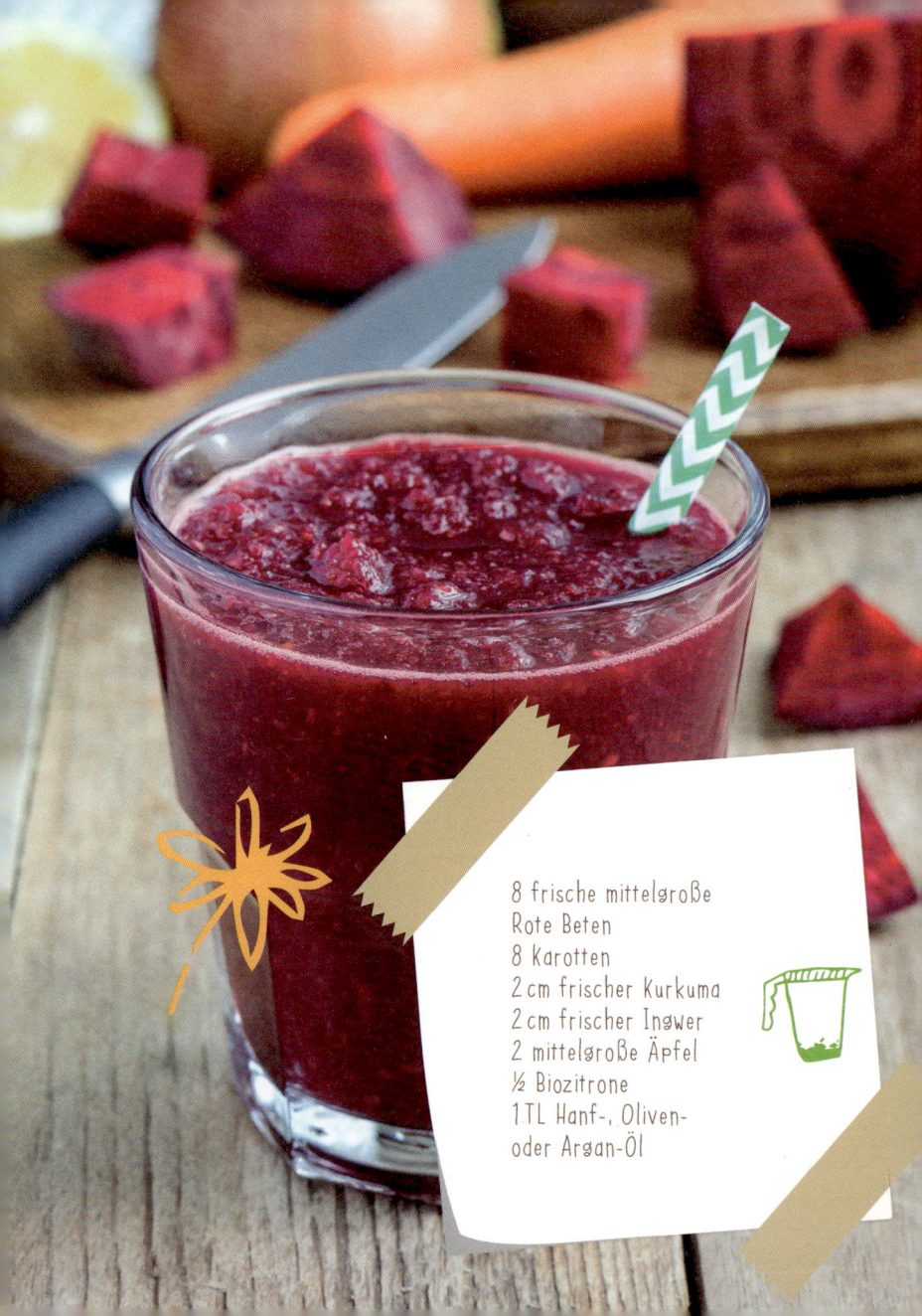

8 frische mittelgroße
Rote Beten
8 Karotten
2 cm frischer Kurkuma
2 cm frischer Ingwer
2 mittelgroße Äpfel
½ Biozitrone
1 TL Hanf-, Oliven-
oder Argan-Öl

Energybooster »Red Rooty« (vegan)

Das Gemüse mit einer Wurzelbürste waschen und anschließend in Stücke schneiden. Alle Zutaten bis auf das Öl in eine Saftpresse mit Walze geben. Dadurch wird der kostbare Saft schonend aus den Fruchtzellen gedrückt. Anschließend Öl unterrühren, um die fettlöslichen Inhaltsstoffe aus den Karotten und dem Kurkuma zu lösen. Wenn keine frische Zitrone zur Hand ist, können Sie 2 Tropfen ätherisches Zitronenöl verwenden, das für die innere Einnahme erlaubt ist.

Die satten Farben der Roten Bete, der Karotte und des Kurkumas machen den Gemüsesaft zu einer energievollen Augenweide. Ich lasse bei vielen Gemüsen die Schale dran, da direkt darunter die wertvollsten Inhaltsstoffe sitzen. Rote Bete ist eine richtige Mineralstoffbombe, und zusammen mit Karotte und Apfel bekommt sie ein frisches, liebliches Aroma. Das Aufwendige beim Herstellen eines frischen Gemüsesaftes ist das anschließende Putzen der Maschine. Daher stelle ich gern eine größere Menge Saft her und fülle ihn in Glasflaschen ab. Wichtig ist, den Saft im Mund zu »kauen«, damit die wertvollen Inhaltsstoffe gut eingespeichelt und dadurch besser verdaut werden.

Mit dem anfallenden Trester können Sie die wunderbaren Rohkostkugeln auf der nächsten Seite zaubern.

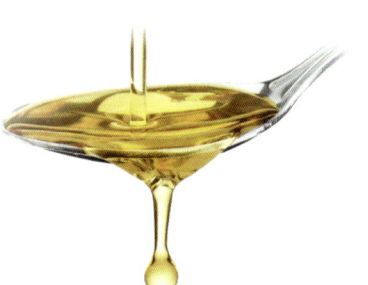

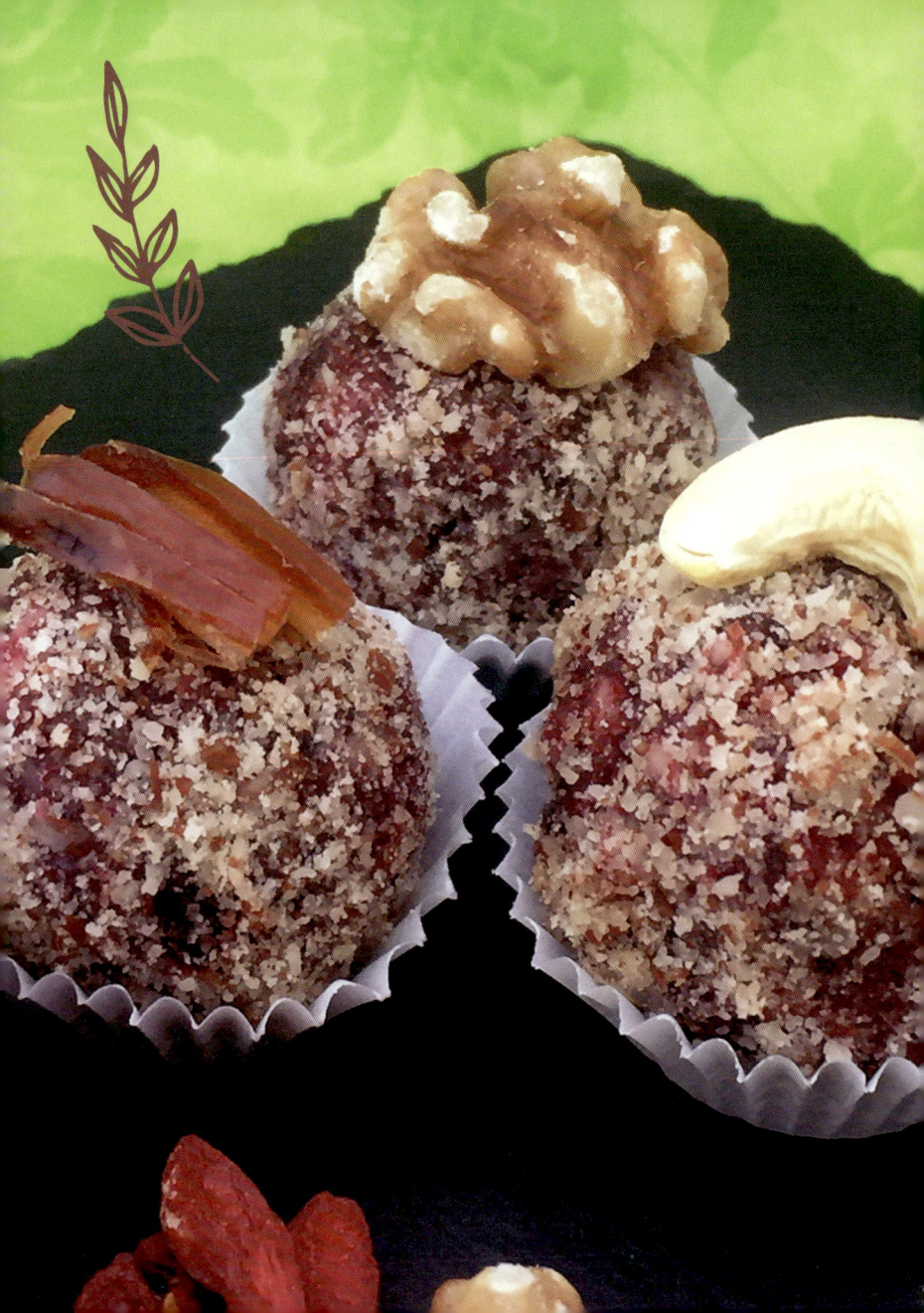

ROHKOSTKUGELN (VEGAN)

Das Trockenobst im Hochleistungsmixer zerkleinern. Trester, gemahlene Mandeln und ätherische Öle untermischen. Aus der Masse Kugeln formen und nach Belieben in gemahlenen Mandeln, Kokosflocken oder Kakao wälzen.
Die Rohkostkugeln gekühlt aufbewahren und bald verzehren.

Für ca. 20 Stück:
50 g Datteln oder getrocknete Aprikosen
40 g Rosinen oder Goji-Beeren
60 g Rote-Bete-Karotte-Kurkuma-Trester
60 g gemahlene Mandeln
2 Tropfen ätherisches Zimtöl
5 Tropfen ätherisches Orangenöl
etwas gemahlene Mandeln, Kokosraspeln oder Kakaopulver

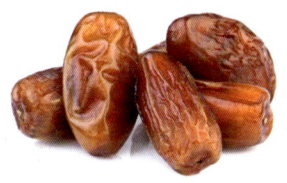

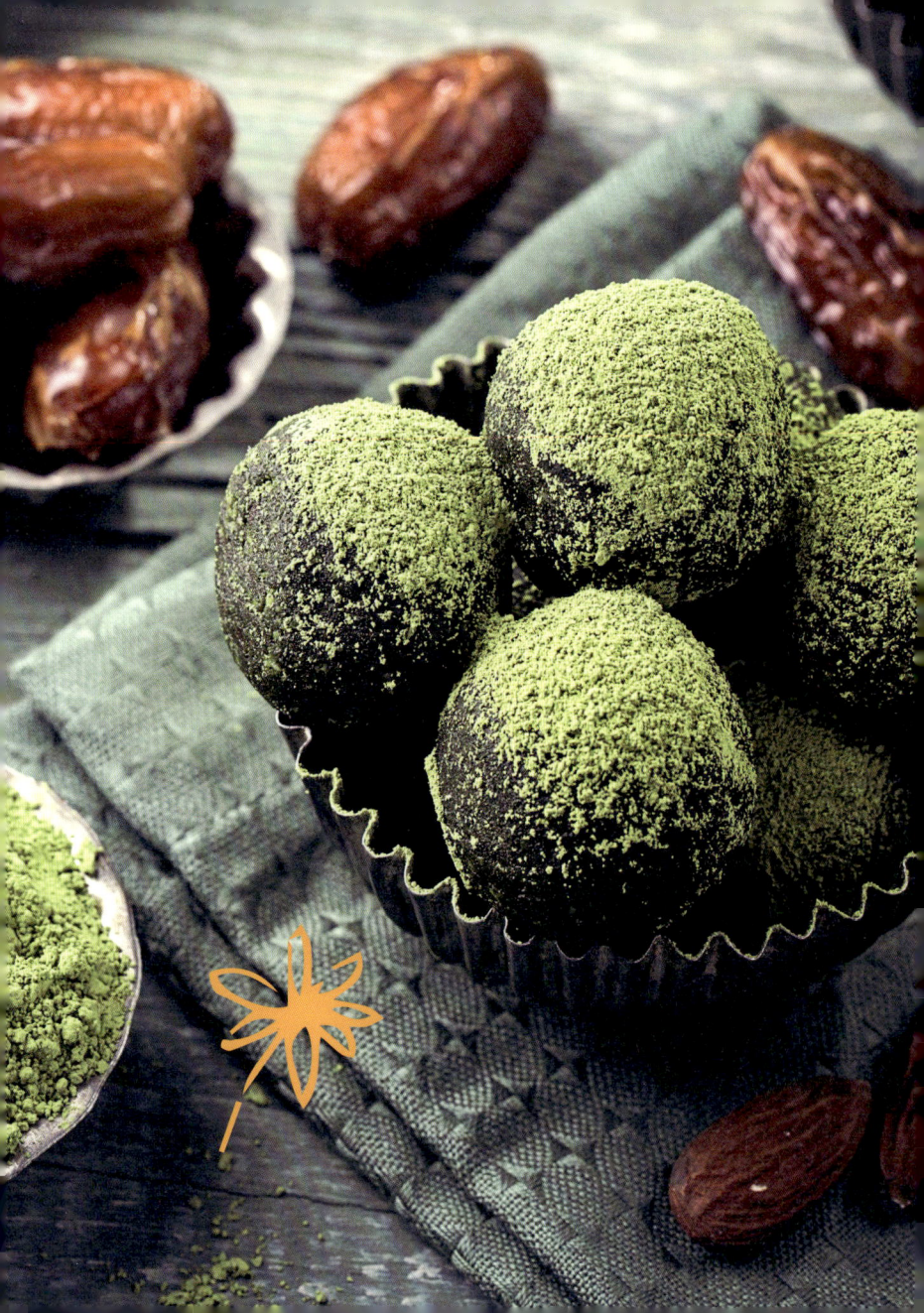

LOWCARB-POWER-PRALINEN MIT ARGANÖL (VEGAN)

Die Mandeln ohne Öl in einer Pfanne leicht anrösten und abkühlen lassen. Anschließend mit allen Zutaten außer Xylit, Kakao- oder Matchapulver in einem Mixer zu einer homogenen Masse verarbeiten. Mit einem Teelöffel jeweils etwas von der Masse abstechen und mit den Händen zu einer kleinen Kugel formen. Falls die Masse zu bröslig ist, noch etwas Arganöl zufügen. Die Kugeln in Xylit, Kakao- oder Matchapulver wälzen. Pralinen für 1–2 Stunden in einer geschlossenen Dose in den Kühlschrank stellen und dann genießen.

Für ca. 15 Stück:
100 g Mandeln
4–6 Softdatteln
2–3 EL Arganöl
2 EL Kakaopulver (leicht entölt)
1 EL Agavendicksaft
½ TL Zimt
½ TL Kurkumapulver
etwas Xylit, Kakao- oder Matchapulver

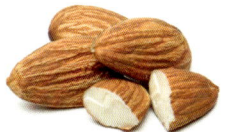

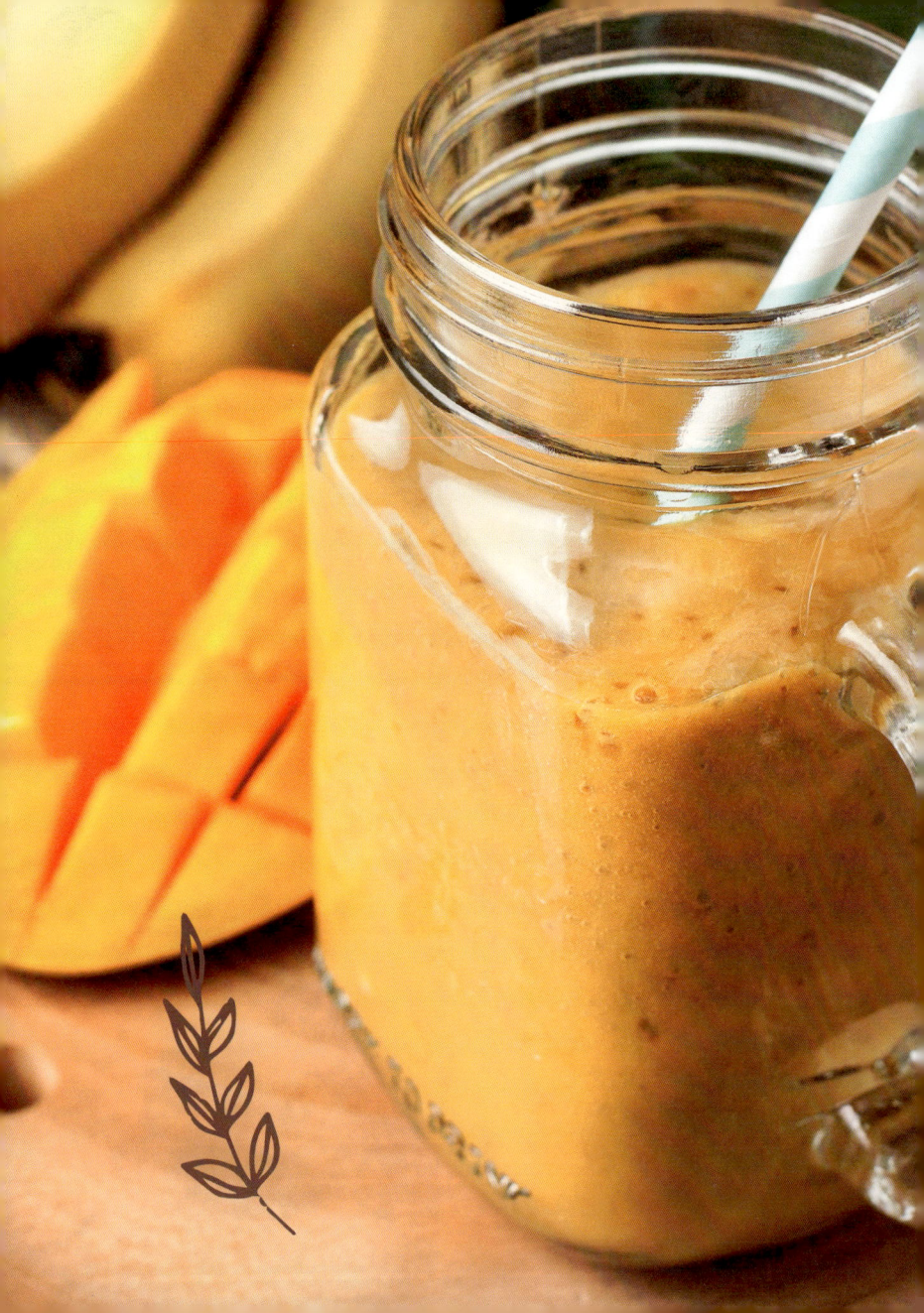

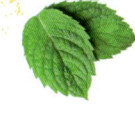

Mango-Lassi (vegan)

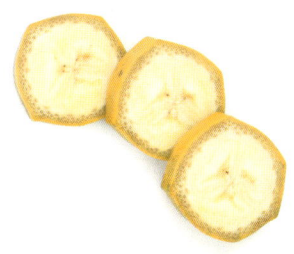

Mango schälen und vom Kern lösen. Bananen schälen. Ingwer und Kurkuma putzen. Das Mark aus der Vanilleschote herauskratzen und alles in einem Hochleistungsmixer pürieren. Mit Mandeldrink auffüllen, Arganöl dazugeben und schaumig aufschlagen. Mit Mandelblättchen oder Pistazien dekoriert servieren.

1 reife Mango
2 Bananen
1 cm frischer Ingwer
1 cm frischer Kurkuma
Mark ½ Vanilleschote
500 ml Mandeldrink
1 TL Arganöl (oder anderes Öl)
1 Tropfen ätherisches Zimtöl
Mandelblättchen oder
gehackte Pistazienkerne
zum Dekorieren

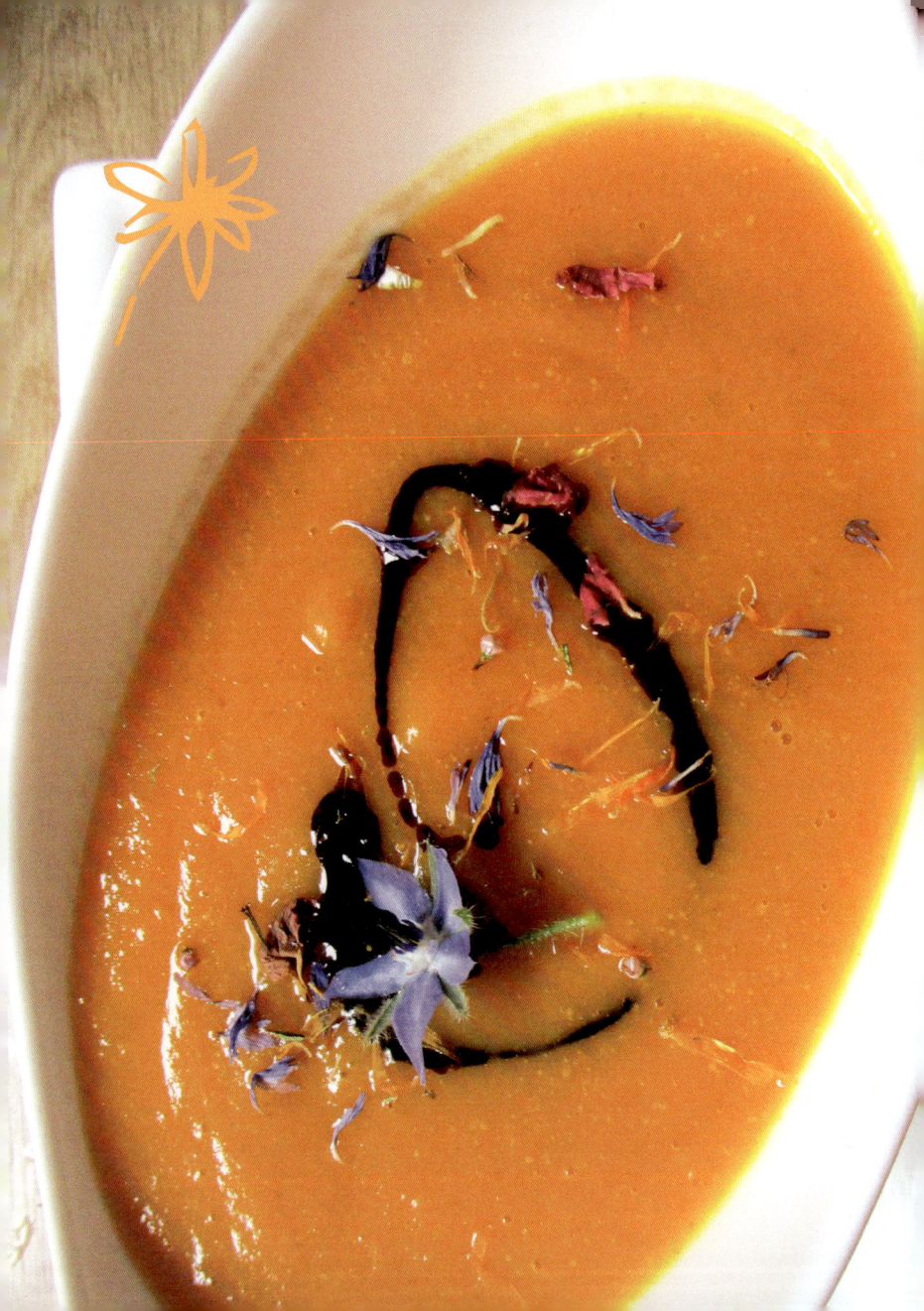

Fruchtige Kürbissuppe (vegan)

Zwiebel vierteln und in einem Topf im Kokosöl andünsten. Kurkuma, Hokkaidokürbis, Sellerie und Petersilienwurzel in Stücke schneiden. Alles zusammen mit den Aprikosen in den Topf geben und mit Gemüsebrühe aufgießen. Köcheln lassen, bis das Gemüse weich ist, und im Hochleistungsmixer fein pürieren. Mandeldrink und Orangenöl unterrühren und mit Kürbiskernöl dekoriert servieren.

1 Zwiebel
1 EL Kokosöl
2 cm frischer Kurkuma
1 Hokkaidokürbis
¼ Sellerieknolle
1 Petersilienwurzel
1 Handvoll ungeschwefelte getrocknete Aprikosen
400 ml Gemüsebrühe
100 ml Mandeldrink
6 Tropfen ätherisches Orangenöl
etwas Kürbiskernöl

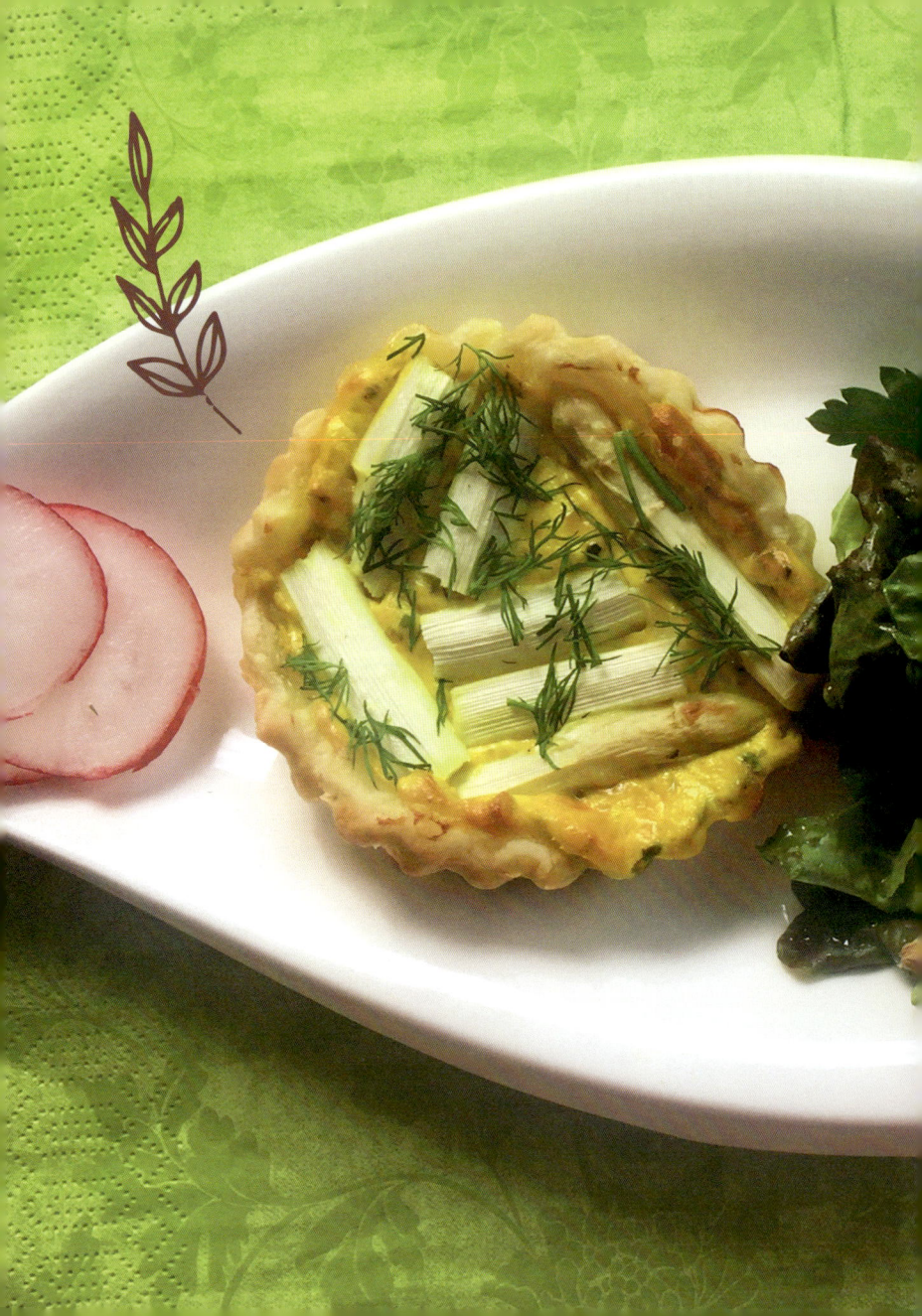

Herzhafte Spargel- törtchen mit Kurkuma- creme (vegetarisch)

Spargel schälen und in kleine Stücke schneiden. 8 kleine Tarteletteformen mit dem Blätterteig ausle- gen. Alle restlichen Zutaten im Mixer zu einer glatten Creme verarbeiten und diese in die ausgelegten Förmchen geben. Darauf die Spargelstücke legen. Törtchen bei 170 Grad Cel- sius ca. 20 Minuten backen, bis sie goldgelb sind. Dazu passt ein bunter Früh- lingssalat.

1 Packung Blätterteig
350 g Quark
100 ml Sahne
1½ TL Kukumapulver
½ Bund frischer Dill
½ Bund frische Petersilie
125 g geriebener Bergkäse
10 Stangen weißer Spargel
Salz und Pfeffer

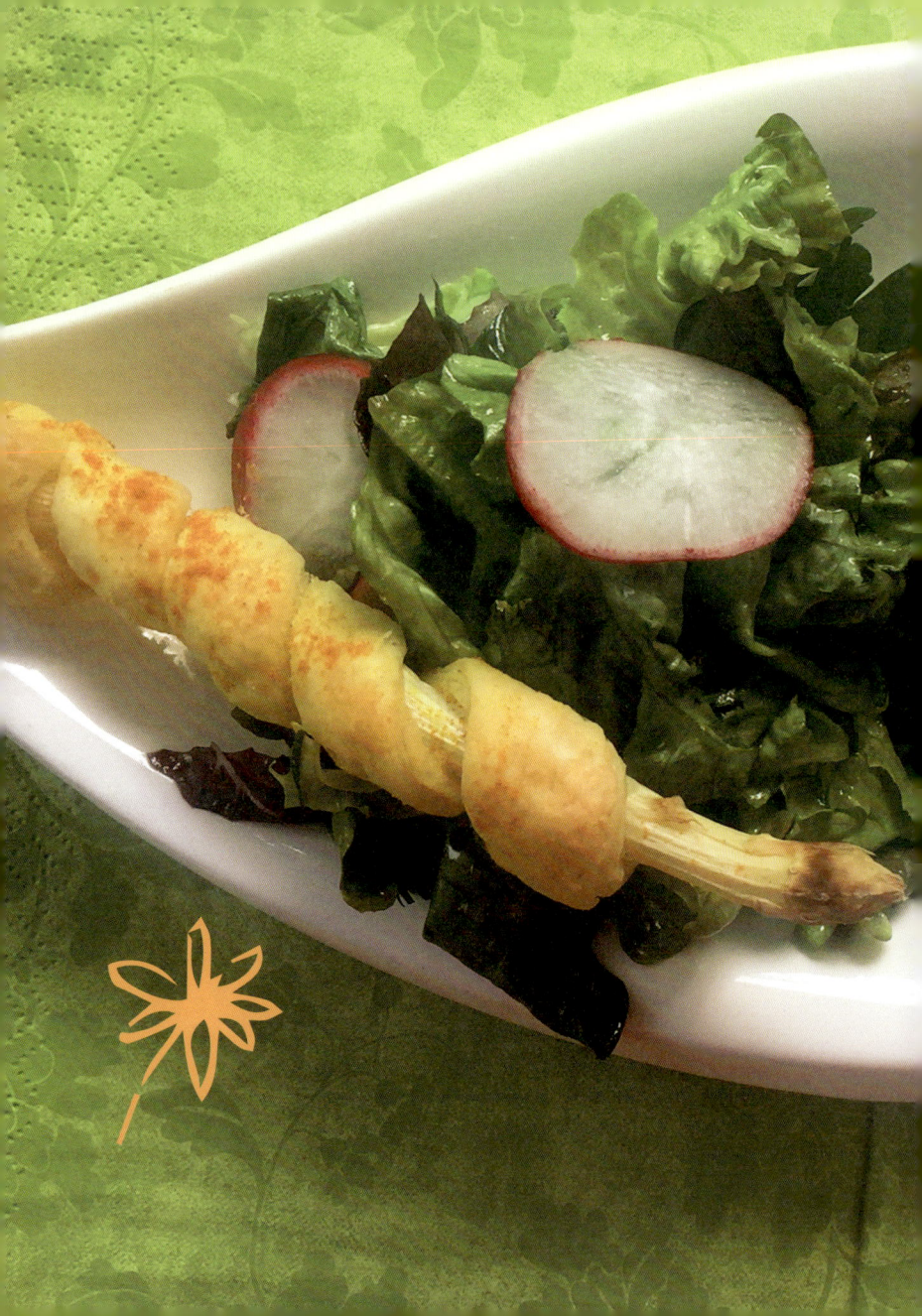

SPARGEL IM TEIGMANTEL (VEGETARISCH)

Spargel putzen, weißen Spargel schälen. Den Blätterteig in 1 cm breite Streifen schneiden. Die Blätterteigstreifen um die einzelnen Spargelstangen wickeln.
Diese auf ein mit Backpapier belegtes Backblech legen und bei 170 Grad Celsius in ca. 20 Minuten goldgelb backen. Kurkuma und etwas Salz mischen und über die gebackenen Spargel-Blätterteig-Stangen streuen.

Das ist ein Blitzrezept, das sich auch gut als Fingerfood für eine Party eignet.

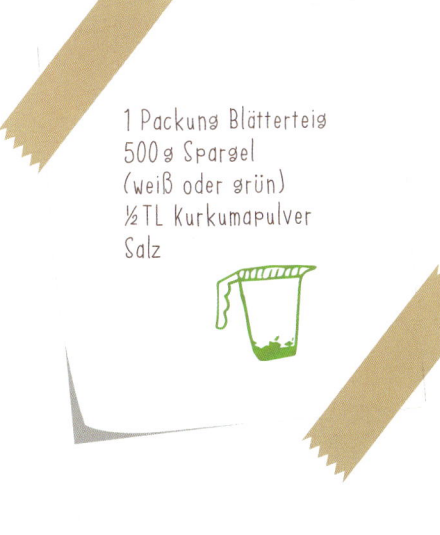

1 Packung Blätterteig
500 g Spargel
(weiß oder grün)
½ TL Kurkumapulver
Salz

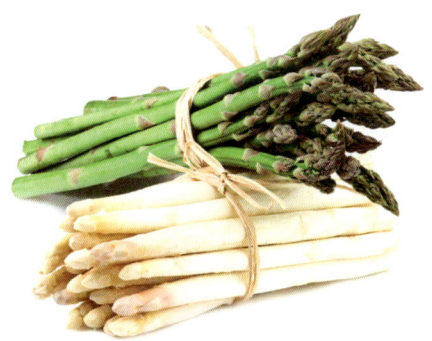

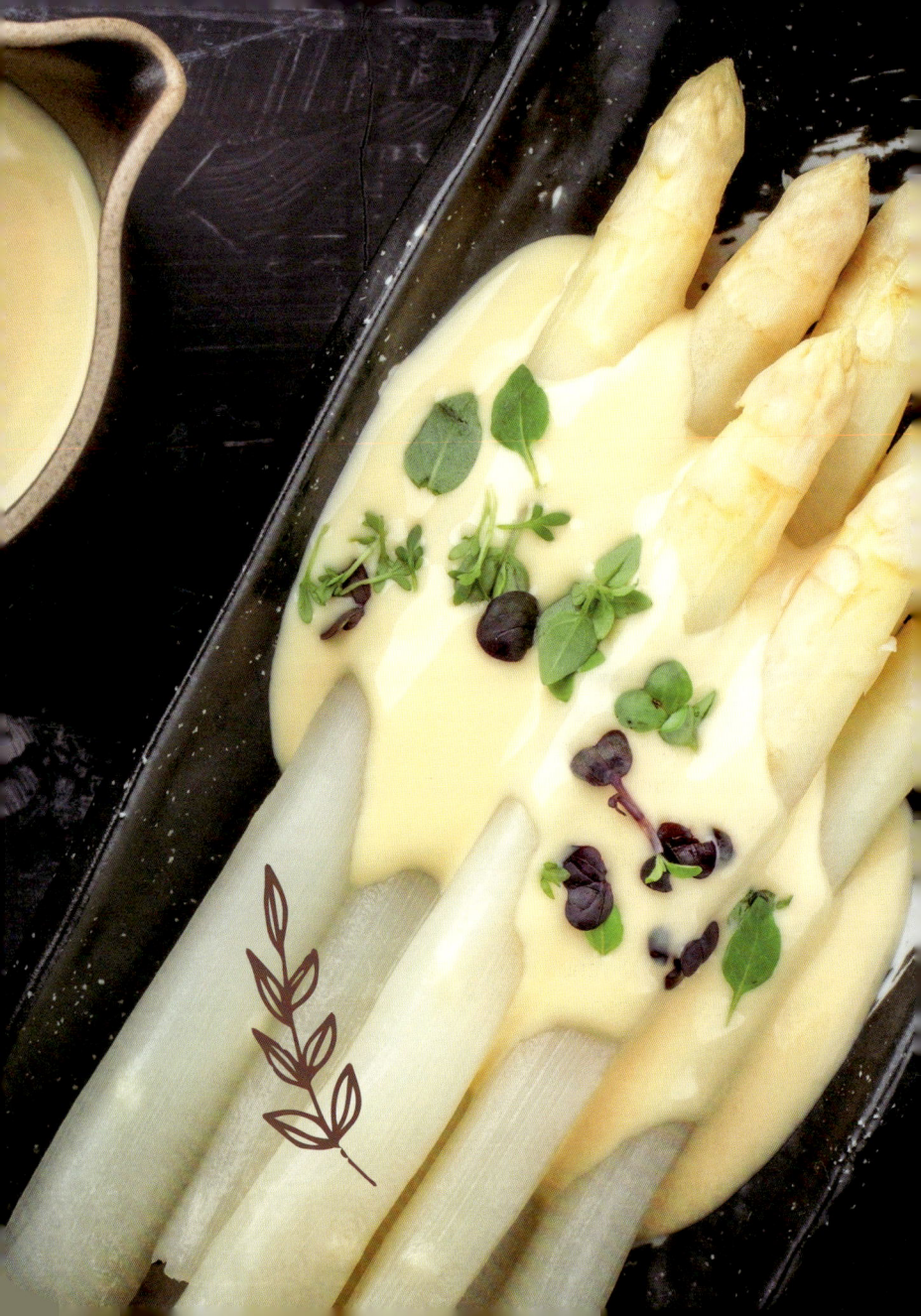

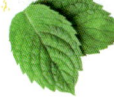

Spargel mit Sonnenblumenkern-Kurkuma-»Hollandaise« (vegan)

Den Spargel schälen und in Gemüsebrühe gar kochen. Für die Creme die Sonnenblumenkerne in einem Hochleistungsmixer sehr fein mahlen. 40 ml Wasser hinzugeben und zu einer Creme aufschlagen. Mit den Gewürzen und Zitronensaft abschmecken. Die Soße in einem kleinen Topf kurz erwärmen und über den gekochten Spargel geben. Dazu passen Ofenkartoffeln und frische Bärlauchknospen, die kurz in Olivenöl geschwenkt wurden.

1,5 kg weißer Spargel
ca. 2 l Gemüsebrühe
100 g Sonnenblumenkerne
1 ½ TL Kurkumapulver
1 Spritzer frischer Zitronensaft
frisch gemahlener Pfeffer
Salz

Ich habe nach einer veganisierten Sauce Hollandaise gesucht und mit Sonnenblumenkernen experimentiert. Ich finde, bei dieser Kreation kommen Konsistenz, Optik und auch der Geschmack nah ans Original heran.

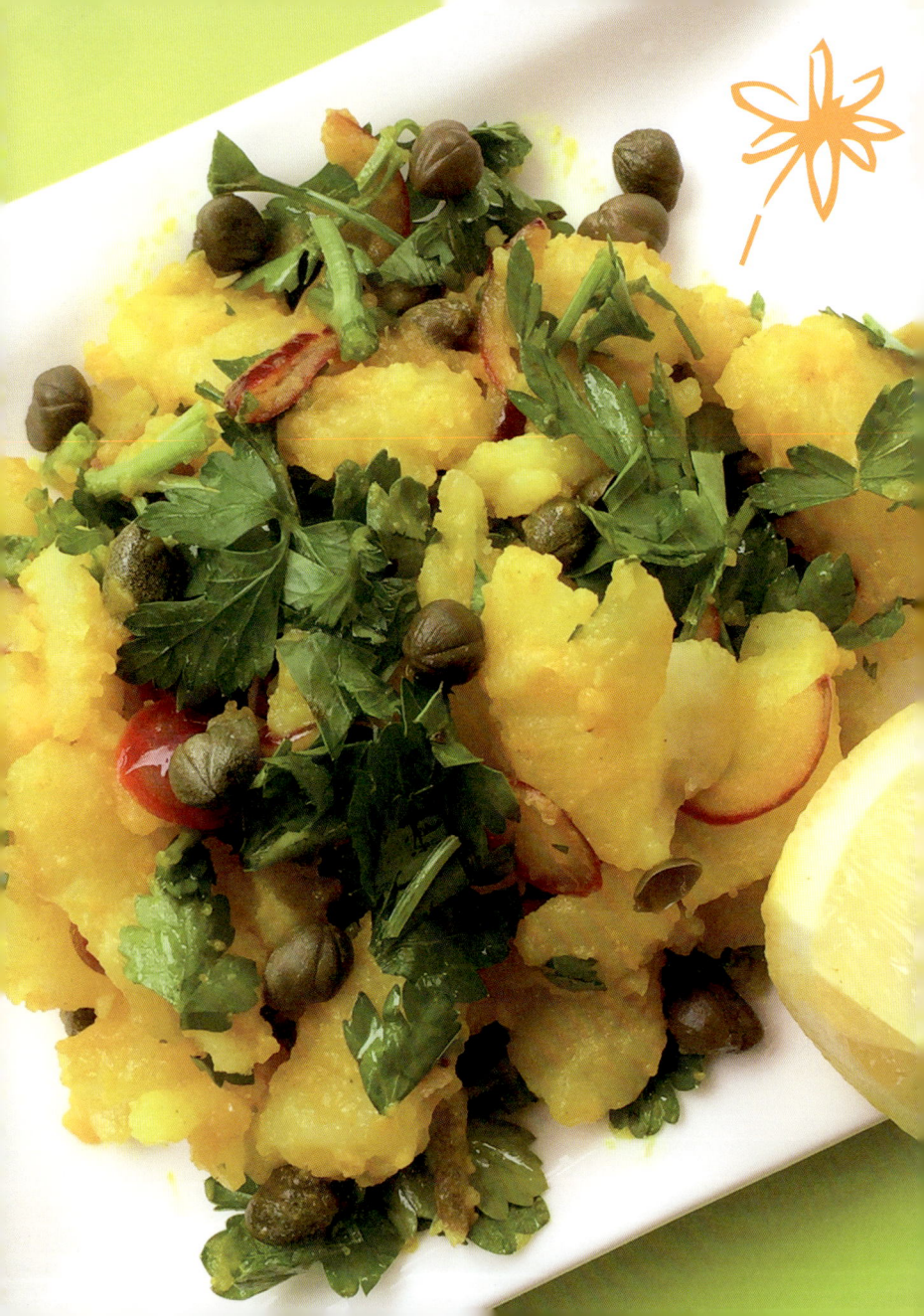

ORIENTALISCHER
KARTOFFELSALAT (VEGAN)

Kartoffeln in reichlich Salzwasser gar kochen. Anschließend pellen und abkühlen lassen. Olivenöl mit Kurkumapulver und Zitronensaft in einer großen Schüssel zu einer Marinade verrühren. Zwiebel in feine Ringe schneiden. Kartoffeln in Scheiben schneiden. Alles in die Marinade geben und unterheben. Kräuter hacken und zusammen mit den Kapern in den Salat geben. Mit Salz und Pfeffer abschmecken.

Durch den Zitronensaft ist dies ein fruchtig-frischer Kartoffelsalat.

1,5 kg Salatkartoffeln
2 EL Olivenöl
½ TL Kurkumapulver
Saft 2 Zitronen
1 rote Zwiebel
1 Bund Koriander
oder Petersilie
3 EL eingelegte Kapern
Salz und Pfeffer

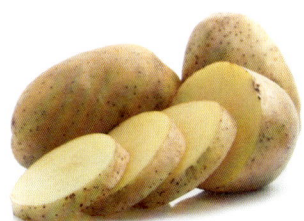

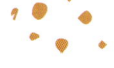

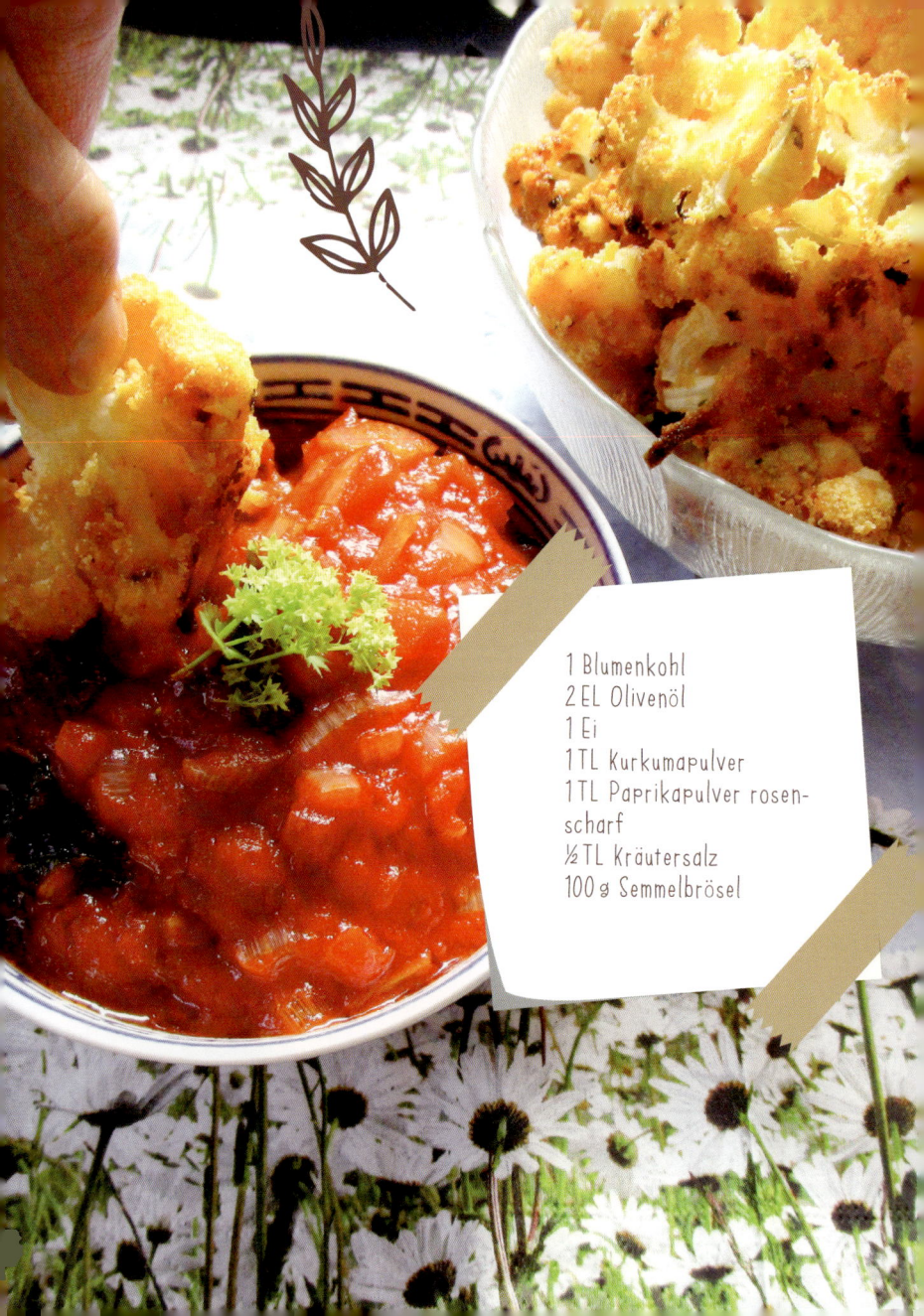

1 Blumenkohl
2 EL Olivenöl
1 Ei
1 TL Kurkumapulver
1 TL Paprikapulver rosen-
scharf
½ TL Kräutersalz
100 g Semmelbrösel

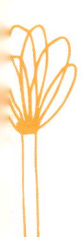
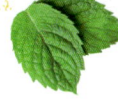

BLUMENKOHLNUGGETS MIT ROTEM DIP (VEGETARISCH)

Für den Dip:
2 mittelgroße Zwiebeln
½ EL Kokosöl
2 EL Tomatenmark
1 Bund Zitronenmelisse
oder Petersilie
Schale ½ Zitrone oder 1–2 Tropfen ätherisches Zitronenöl
Salz und Pfeffer
Chilipulver nach Geschmack

Blumenkohl in Röschen zerteilen. In einer Schüssel Olivenöl, Ei, Kurkumapulver, Paprikapulver und Kräutersalz verrühren. Die Blumenkohlröschen in die Schüssel geben und durchmischen. Semmelbrösel auf die Blumenkohlröschen geben und noch einmal kräftig durchmischen, sodass der Blumenkohl paniert ist. Die Blumenkohlröschen auf einem mit Backpapier belegten Backblech verteilen und bei 175 Grad Celsius in 20 Minuten goldgelb backen.

Die Zwiebeln würfeln und im Kokosöl andünsten. Tomatenmark und 2 EL Wasser unterrühren und alles ein-mal aufwallen lassen. Kräuter zupfen, klein schneiden und unter den Dip heben. Mit Salz, Pfeffer, Zitronenschale oder Zitronenöl und Chili abschmecken.

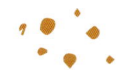

Dazu passt ein gemischter Salat.

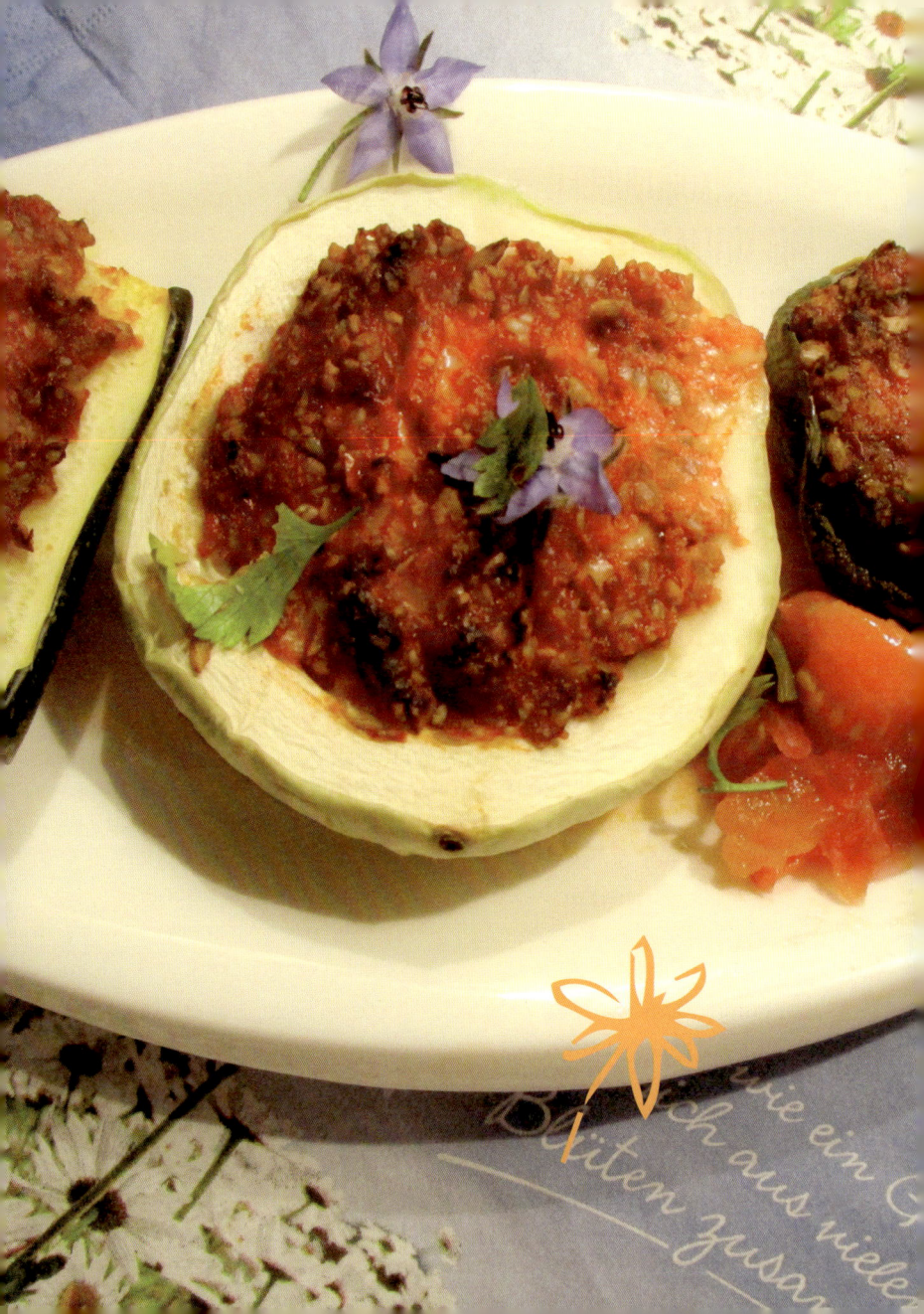

Gefülltes Grillgemüse mit Sonnenblumenkern-»Hack« (vegetarisch)

2 normale Zucchini
2 Ufo-Zucchini
2 Paprikaschoten
100 g Sonnenblumenkerne
1 Zwiebel
1 Tomate
1 EL Tomatenmark
1 Tropfen ätherisches Thymianöl
100 g geriebener Bergkäse
Salz, Pfeffer, Paprika- und Kurkumapulver

Zucchini der Länge nach, Ufo-Zucchini waagerecht halbieren und aushöhlen. Paprikaschoten halbieren und entkernen. Sonnenblumenkerne im Mixer grob zerkleinern. Zwiebel und Tomate würfeln. Eine Handvoll Käse beiseitelegen. Zwiebeln, Tomaten, Fruchtfleisch der Zucchini, Tomatenmark, Thymianöl und Bergkäse zu den Sonnenblumenkernen geben und alles kräftig mit Salz, Pfeffer, Paprika und Kurkuma würzen. Die Masse in das ausgehöhlte Gemüse geben und mit dem Rest Käse bestreuen. Das Gemüse in einer Auflaufform bei 175 Grad Celsius ca. 30 Minuten lang backen.

Dazu passen Tomatillo- oder Ratatouillegemüse und Polenta.

Dieses Rezept ist optisch sehr ansprechend, wenn unterschiedliche Zucchiniarten verwendet werden. Vor allem die Ufo-Zucchini sind ein echter Hingucker.

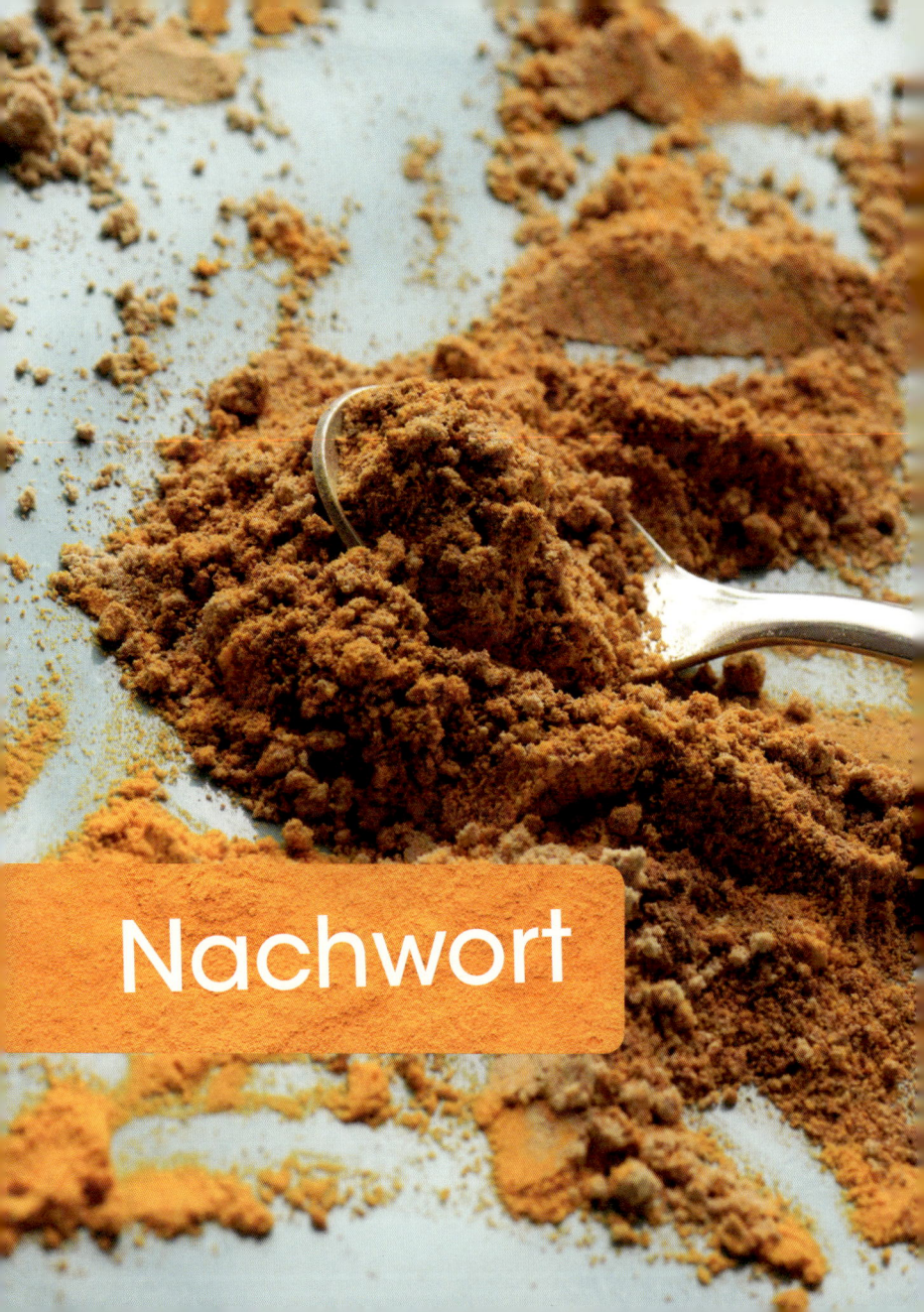

Nachwort

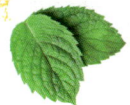

Ich habe mich regelrecht in die »Wunderknolle« Kurkuma verliebt. Sie setzt einen farbenfrohen Akzent in der Küche und verfeinert sowohl traditionelle Gerichte als auch die mediterrane und moderne Küche. Mit der frischen Wurzel oder dem Pulver können Sie Ihr Essen unkompliziert bereichern und tun sich damit etwas richtig Gutes! Wenn Sie Ihre Gesundheit und Vitalität erhalten möchten, dann sind es die kleinen Dinge, die Sie täglich tun, die einen Unterschied ausmachen.

Ich würde mich freuen, wenn Sie Lust auf Kurkuma bekommen haben, und wünsche Ihnen viel Freude und Wohlbefinden.

Ihre

Karin Opitz-Kreher
www.lebeenergetisch.de
www.facebook.com/Karin.OpitzKreher

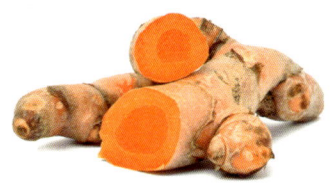

Danke

Einen herzlichen Dank an die Gastautoren, die zum Gelingen dieses Büchleins beigetragen haben. Unter den folgenden Kontaktmöglichkeiten können Sie mit den Experten direkt in Kontakt treten.

Heilpraktikerin und Hormonexpertin Sabine Hauswald
www.schilddruese-in-harmonie.de
www.facebook.com/sabine.hauswald.1

Ganzheitlicher Apotheker Armin Herold
buero@armin-herold.eu
www.facebook.com/armin.herold.1

Ayurveda-Koch und Seminarleiter Harald Schmitz
www.ayurvedabarcelona.wixsite.com/salud-y-bienestar
www.facebook.com/hald4470

Facharzt für integrative und regenerative Medizin, Dozent und weltweiter Sprecher Dr. Olivier Wenker
wenker@biocodeacademy.com
www.facebook.com/OlivierWenker

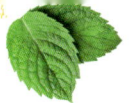

Quellen

www.br.de/themen/wissen/kurkuma-gewuerz-pulver-kurkumin-superfood.goldene-milch-gesund-102.html

www.ayurveda-klinik.de/Kurkuma.html

www.internetchemie.info/chemie-lexikon/stoffe/d/demethoxycurcumin.php

www.pflanzenforschung.de/de/themen/lexikon/monoterpene-10102

www.kurkuma-wurzel.info

www.kurkuma-superfood.info

www.smarticular.net/mit-diesem-natuerlichen-mittel-werden-deine-zaehne-wieder-weiss

www.enaissance.de

www.orac-info-portal.de

www.mein-q.de

Gabriele Radermacher-Reuter, Caroline Wenzel: Mineralstoffe- und Spurenelemente. Ralf Reglin, Köln 2003

HERSTELLEREMPFEHLUNGEN

Mit den Produkten der folgenden Hersteller habe ich persönlich gute Erfahrungen gemacht. Hier können Sie sicher sein, hohe Qualität und reine Zutaten zu bekommen. Sicherlich gibt es viele weitere Hersteller, die Ihr Vertrauen verdient haben. Die Liste dient nur einer ersten Orientierung.

- **Sonnentor** (www.sonnentor.com): Goldene-Milch-Zubereitungen und Kurkuma-Tee
- **Bruno Zimmer** (www.bzo-shop.de): Goldene-Milch-Zubereitungen und »Omega-Öl«
- **Yogi Tea** (www.yogitea.com): Kurkuma-Tee
- **Jawa Organik** (www.jawa-organik.de): Kurkumapulver
- **BONETfair** (www.bonetfair.com): Arganöl
- **Lebe energetisch** (www.lebeenergetisch.de): ätherische Öle, die für die innere Einnahme geeignet sind

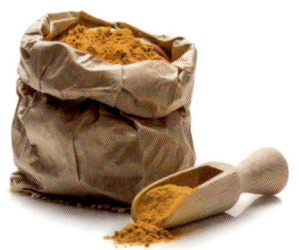

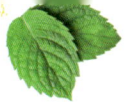

Über die Autorin

Karin Opitz-Kreher arbeitete als Sparkassenbetriebswirtin, bis sie sich im Jahr 2000 mit einem Wellness- und Energiezentrum selbstständig machte. Durch eigene gesundheitliche Herausforderungen mit Anfang 20 beschäftigte sie sich schon früh mit dem Thema »ganzheitliche Gesundheit«. Sie hat Ausbildungen in Aura Soma, Aura Soma Bodywork und Fußreflexzonenharmonisierung absolviert, ist Meditationsgruppenleiterin nach Ralph Jordan und Biofeedback-Therapeutin mit dem SCIO-System zur Stressreduktion und Systemharmonisierung. Durch die Begegnung mit den besonderen ätherischen Ölen mit allen Wirkbestandteilen im Jahr 2013 wurde in ihr eine tiefe Sehnsucht nach altem Wissen wiedererweckt. Durch ihre eigene konsequente, regelmäßige Anwendung der ätherischen Öle in allen Lebenslagen erlebt sie selbst täglich die Kraft der Natur. Ihre sich entwickelnden Talente und Fähigkeiten lebt sie heute als Autorin, Sprecherin und Referentin, indem sie ihr Wissen national und international in Workshops, auf Online-Kongressen und in ihren Büchern weitergibt.

www.lebeenergetisch.de

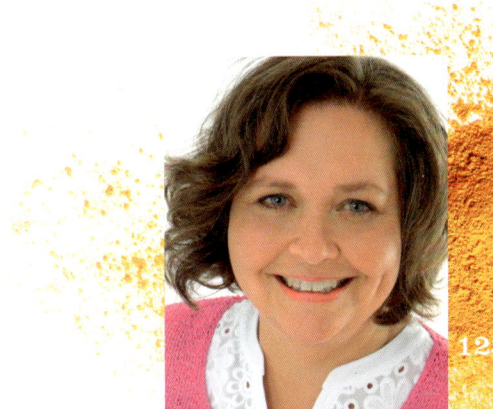

Die vielfältige Welt
der ätherischen Öle

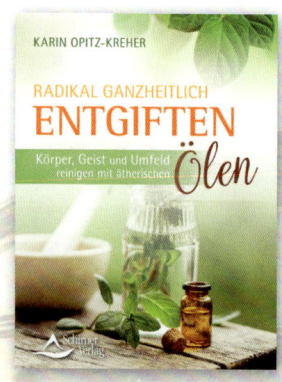

Karin Opitz-Kreher
Radikal ganzheitlich entgiften
Körper, Geist und Umfeld reinigen
mit ätherischen Ölen
144 Seiten
ISBN: 978-3-8434-1369-5

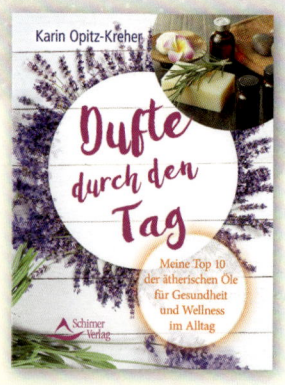

Karin Opitz-Kreher
Dufte durch den Tag
Meine Top 10 der ätherischen Öle
für Gesundheit und Wellness im Alltag
144 Seiten
ISBN: 978-3-8434-5152-9

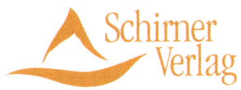

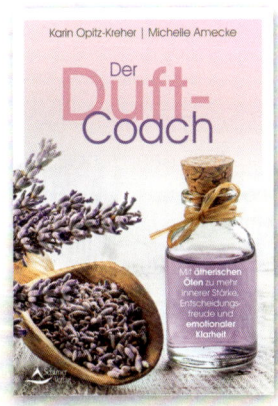

Karin Opitz-Kreher & Michelle Amecke
Der Duft-Coach
Mit ätherischen Ölen zu mehr
innerer Stärke, Entscheidungsfreude
und emotionaler Klarheit
280 Seiten
ISBN: 978-3-8434-1476-0

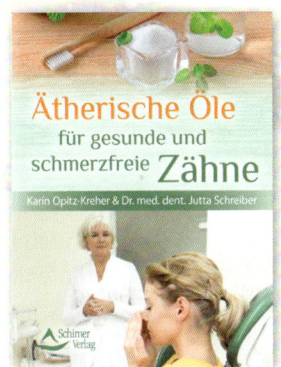

Karin Opitz-Kreher &
Dr. med. dent. Jutta Schreiber
Ätherische Öle für gesunde
und schmerzfreie Zähne
128 Seiten
ISBN: 978-3-8434-1328-2

Danke für deine **REZENSION**
– Gemeinsam sind wir mehr –

Liebe Leserin, lieber Leser,

von Herzen danken wir dir, dass du dieses Buch in den Händen hältst und es bis zum Ende gelesen hast. Das bedeutet uns, dem Schirner Verlag und seinen Autoren, sehr viel. Aus voller Überzeugung und mit Hingabe widmen wir uns seit vielen Jahren Themen, die unser aller Lebensqualität und Bewusstwerdung dienlich sind, und hoffen, einen Beitrag für eine lichtvollere Welt leisten zu können. Wenn dir unsere Arbeit gefällt, möchten wir dich bitten, dir einige Minuten Zeit zu nehmen, um dieses Buch zu rezensieren. Warum? Die meisten Menschen lesen Rezensionen, bevor sie ein Buch kaufen, da sie hierdurch einen Eindruck bekommen, ob und wie der Inhalt des Buches den Leser erreicht hat. Eine kurze Rezension ist dabei ebenso hilfreich wie eine lange, sehr ausführliche. Um es auf den Punkt zu bringen:

Eine Rezension ist heutzutage die beste Werbung für ein Autorenwerk!

Wenn du den Schirner Verlag und seine Autoren neben dem Buchkauf auch anderweitig unterstützen willst, dann bitten wir dich: Schreibe für jedes Werk eine Rezension – vielleicht als persönliche Leseempfehlung für die Buchhandlung in deiner Nähe oder online, z. B. beim Schirner Verlag. Das wäre nicht nur eine Wertschätzung für die Autoren, sondern kann dazu beitragen, dass die Verkaufszahlen steigen und der Schirner Verlag auch in herausfordernden Zeiten Bestand hat.

WIE SCHREIBT MAN EINE REZENSION?

Grundsätzlich sollte eine Rezension aus der eigenen, subjektiven Sicht geschrieben werden, da es sich um eine persönliche Meinung handelt. Du kannst in zwei Sätzen deine Gedanken zu dem Buch äußern oder eine längere Rezension verfassen. Falls du nicht weißt, wie du beginnen sollst, hier ein paar Anregungen:

- War das Buch leicht verständlich geschrieben? Wie hat dir die Sprache gefallen? Wie empfandest du die Aufteilung der verschiedenen Themen?

- War es unterhaltsam? War es deiner Meinung nach mit Herzblut und Liebe geschrieben? Wie hat es auf dich gewirkt?

- Hat es dein Herz berührt? Konntest du dich wiederfinden?

- War es tief greifend genug? Hast du viel Neues gelernt?

- Hat es gehalten, was der Titel und die Buchbeschreibung versprochen haben? Hat es deine Erwartungen erfüllt?

- Was macht das Buch besonders? Warum sticht es heraus im Vergleich zu anderen Büchern, die ein ähnliches Thema behandeln?

- Würdest du das Buch weiterempfehlen oder verschenken?

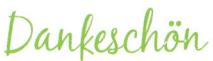

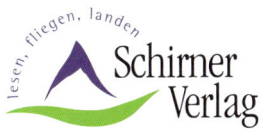

lesen, fliegen, landen

Schirner
Verlag

Bildnachweis

Bilder von der Bilddatenbank www.shutterstock.com

Umschlag: #1179986623 (© Julie208), #1252766005 (© orinocoArt), #773326897 (© xpixe), #588374909 (© NADKI), #1348702604 (© Tasty Life), #1209631060 (© Helen_st). #111886613 (© Ola-ola) und #314035130 (© wow.subtropica)

Layoutelemente: Kurkumapulver-Fläche: #1252766005 (© orinocoArt), Blätter: #1203586300 (© Maks Narodenko), Kurkumapulver groß: #773326897 (© xpixel), Kurkumapulver klein: #1081182170 (© siriratsavett), Farbstreifen: #314035130 (© wow.subtropica), Klebestreifen: #181290323 (© Beatriz Gascon J), Schneebesen, orange Blume, braune Blätter, Messbecher und Krümel: #1209631060 (© Helen_st), Wellpappe: #130842830 (© Kanate), Hintergrund Exkurs: #206883715 (© wow.subtropica), Kurkumawurzel S. 30, 45, 90, 119: #777015592 (© Photoongraphy), Kurkumabeutel S. 12, 55, 122: #598617152 (© Dejan Dundjerski)

Weitere Bilder: S. 7: #588374909 (© NADKI), S. 8 links: #770260555 (© azem), rechts: #1264857163 (© Marcel Jancovic), S. 9: #793951726 (© Antonina Vlasova), S. 11 links: #485692612 (© barmalini), rechts: #1154276377 (© Huaykwang), S. 13: #1239713203 (© VICUSCHKA), S. 16 links: #1010544631 (© SAM THOMAS A), rechts: #588956978 (© Curioso), S. 21: #557249494 (© Antonina Vlasova), S. 22: #234814024 (© Viktar Malyshchyts), S. 23: #619882730 (© Anna_Pustynnikova), S. 25 links: #613370324 (© mat N jujulicious), rechts: #1401887618 (© Fusionstudio), S. 27 links: #273715592 (© SOMMAI), rechts: #1409535557 (© Rimma Bondarenko), S. 29: #1300683421 (© IZMIR PRODUCT), S. 30 links: #708288769 (© Fecundap stock), rechts: #268449350 (© Khunaoy), S. 33: #607784159 (© Rimma Bondarenko), S. 34: #1051673237 (© MasterQ), S. 37: #588374909 (© NADKI), S. 38: #571789333 (© Anna_Pustynnikova), S. 39 vorn: #242918524 (© SOMMAI), hinten: #1189981234 (© SOMMAI), S. 40: #360120503 (© NADKI), S. 41: #122785330 (© ifong), S. 44: #511013530 (© Elena Veselova), S. 46: #1163872807 (© Nevena Zdravic), S. 48: #1337292938 (© 5PH), S. 49: #1403154728 (© New Africa), S. 50: #1317670889 (© anitasstudio), S. 52: #748252675 (© POLIGOONE), S. 55 links: #629064521 (© bbernard), rechts: #272147633 (© wavebreakmedia), S. 58: #647629369 (© amphaiwan), S. 61: #271141073 (© PointImages), S. 64: #731199463 (© paulynn), S. 69 links: #595782665 (© tj_studio), rechts: #643406503 (© Fecundap stock), S. 72: #1335764348 (© SeventyFour), S. 76 links: #784259470 (© Jelena Yukka), rechts: #1388470073 (© yurakrasil), S. 80: #84519721 (© Ildi Papp), S. 81: #721186699 (© MaraZe), S. 82: #1348702604 (© Tasty Life), S. 83: #613879646 (© Maks Narodenko), S. 85: #442357054 (© eldar nurkovic), S. 87 links: #714208396 (© Africa Studio), rechts: #413136214 (© Goran Bogicevic), S. 89: #420056443 (© stockcreations), S. 92: #633563996 (© HQuality), S. 95 links: #1158071686 (© sal73it), rechts: #556492576 (© George Rudy), S. 96: #481263766 (© iuliia_n), S. 97: #122785330 (© ifong), S. 99: #124706320 (© anitasstudio), S. 100: #658563778 (© Elena Schweitzer), S. 101: #1369681550 (© mahirart), S. 102: #420882607 (© natashamam), S. 103: #1007555845 (© Nataly Studio), S. 105: #155430377 (© anitasstudio), S. 109: #135885782 (© anitasstudio), S. 110: #1215320482 (© hlphoto), S. 113: #594845465 (© matkub2499), S. 118: #1264857163 (© Marcel Jancovic), S. 124/125: #1059523049 (© Love the wind)

Bilder von Karin Opitz-Kreher:

S. 42, 98, 104, 106, 108, 112, 114, 116